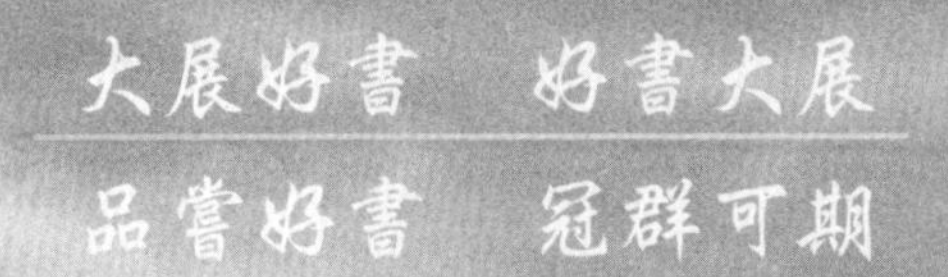
大展好書　好書大展
品嘗好書　冠群可期

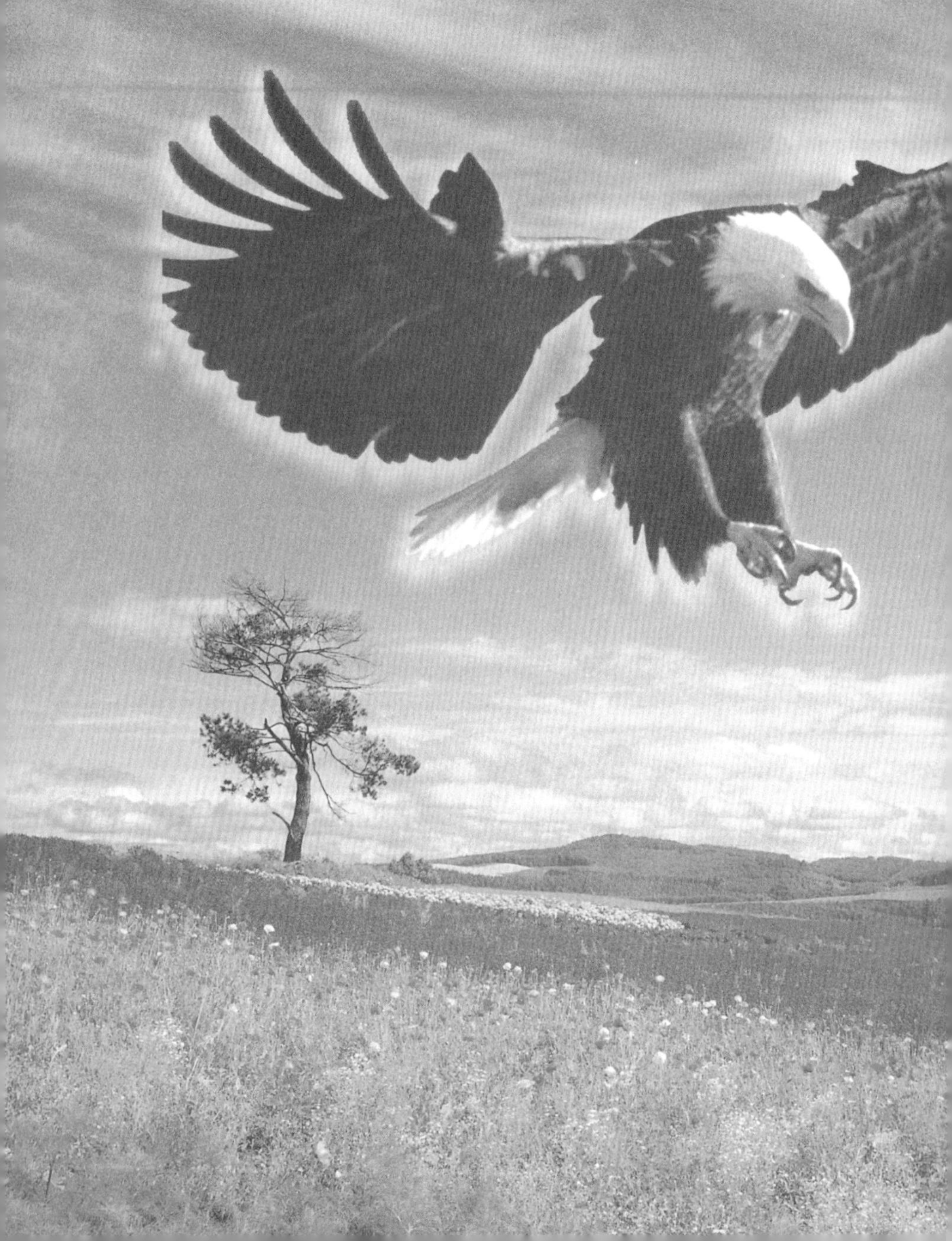

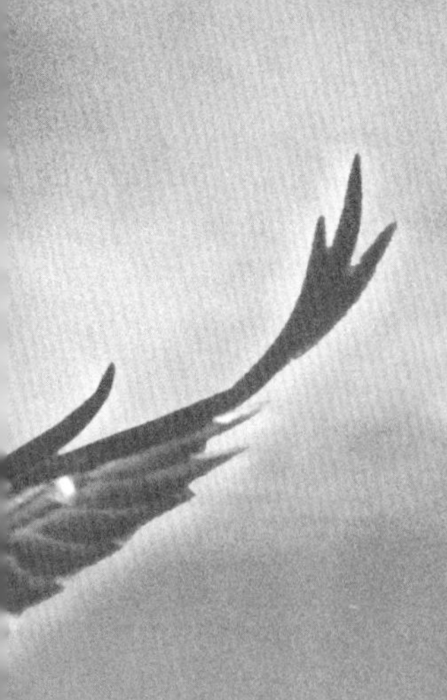

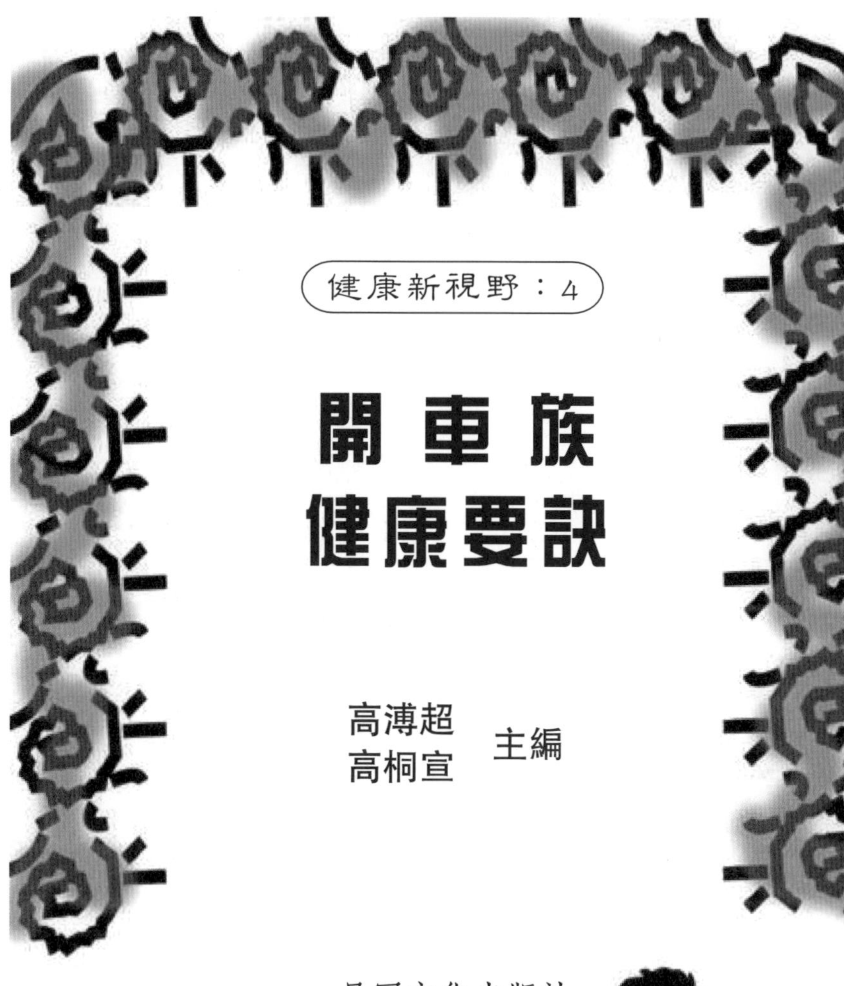

健康新視野：4

開車族健康要訣

高溥超
高桐宣 主編

品冠文化出版社

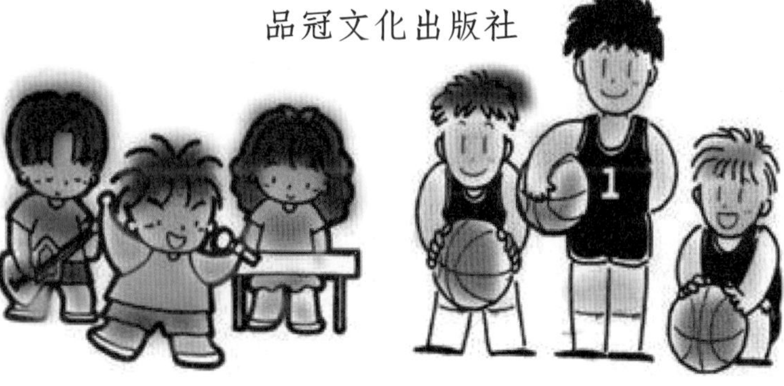

主　　編	高溥超　高桐宣
總 策 劃	于俊榮　黃和平　劉桂霞
編　　者	汪淑玲　魏淑敏　于萬忠
	賈國民　高肅華　王占龍
	李迎春　于連軍　王增輝
插　　圖	席海軍　吳慧斌　吳英俊
	蘇　寧　劉　鑫　程曉英
電腦製作	楊華昱　王　晶

目　　錄

一、概　述

二、開車族運動療法

三、開車族飲食療法

四、開車族按摩療法

一、概　述

長時間開車爲何對健康不利

據國外有關專家研究發現，開車族每天長時間開車，特別是在駕駛過程中不斷改變車速，可能會導致路上空氣中的有害微粒在駕駛者肺部深處沉積，增加血液黏稠度和呼吸系統發炎的風險，並改變心律。

在一次研究調查過程中，相關專家對 9 名身體健康的年輕駕駛者長時間駕駛的汽車裏的有害物質進行了分析，測量了這些駕駛者在開車中和開車後的心律，並檢查了駕駛者

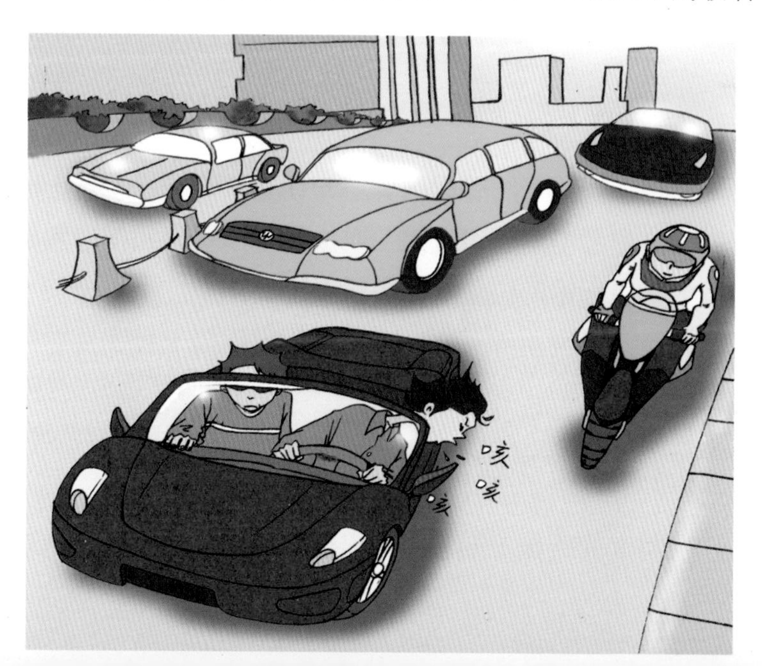

們的血液以確認體內是否有炎症及其血液黏稠度有無變化。

研究結果顯示，在長時間開車的過程中，上述駕駛者會吸入可能由路面磨損產生的矽微粒和鋁微粒、汽車部件磨損所產生的鐵、鉻和鈦微粒、燃料燃燒釋放出的一氧化碳和苯等有害物質。

此外，長時間駕駛還會吸入較多的銅微粒和硫微粒，加重對人體的不利影響。參與該研究的米夏埃爾· 裏迪克爾和同事還確定了不同車速下的空氣污染對巡警健康的最大影響：顯示人體內一些炎性物質增加，血液黏稠度增大，紅細胞數量增多，心律不穩定。

開車族易患哪些疾病

1. 頸椎病

駕駛者在開車的時候，其目光往往長時間注視著一個方向，這種習慣容易導致頸部肌肉痙攣，可使頸椎間關節處於一個不正常的位置，易發生頸椎輕微錯位，可壓迫、刺激神經，出現頭部、肩部、上肢等處疼痛、發脹及頸部肌肉痙攣等。

2. 視力疲勞綜合徵

在開車的時候，為了確保安全，駕駛者的眼睛時刻都

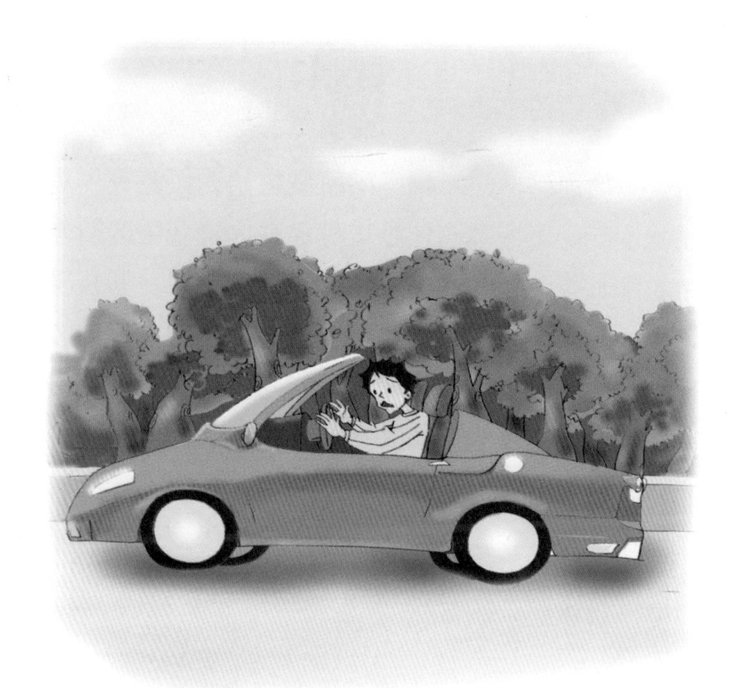

要注視路面的車輛和行人的情況。倘若汽車的擋風玻璃品質粗糙，或高低不平，厚薄不一，便可直接影響駕駛者的視力，易產生視力疲勞綜合徵。在開車過程中，出現頭暈、視物模糊、兩眼脹痛等情況，都是視力疲勞綜合徵的表現。

3. 振動病

機動車在發動、行駛時，都在不停地振動，駕駛者的全身尤其手腳受到的振動較大。開車時間一長，手部末梢血管和肌肉可產生痙攣，表現為手麻、手痛、手脹、手涼等症狀，長時間可引起手腕及手指關節的骨質增生，嚴重時甚至關節變形。

4. 噪音性耳聾

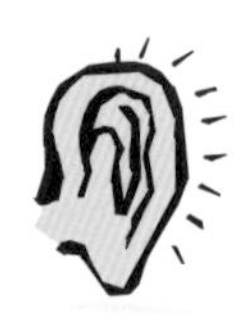

發動機運轉、汽車喇叭、所載物體的振動等，可產生不同強度的噪音。部分機動車駕駛室內噪音強度超過規定標準，喇叭聲在某些地方不絕於耳。駕駛者長期在噪音的環境中，易產生聽力損傷而導致噪音性耳聾。早期，多在開車之後出現聽力下降，如不開車，聽力又逐漸恢復。但長期開車，反覆接觸強噪音，就會造成聽力明顯損害，且不能完全恢復，導致雙側不可逆性耳聾。

除以上幾種情況之外，長期開車精神緊張，可能會導致血壓升高；長期飲食無規律，飲食不當，容易患胃病，如急、慢性胃炎，胃和十二指腸潰瘍等；駕駛室安裝空調的汽車，若長時間使用空調而不開窗換氣，可發生一氧化碳中毒；此外，心血管病和神經衰弱等病也都是開車族的常見病。

開車族健康「六要素」

1. 不要長時間駕車

駕駛者如果駕車時間過長，很容易疲勞，而疲勞駕駛又是交通安全的大敵。所以，每次行車持續時間不宜超過1個小時，要合理安排休息，注意心理和生理上的自我調節，保證駕車時擁有充沛精力。如果駕車過程中感到疲

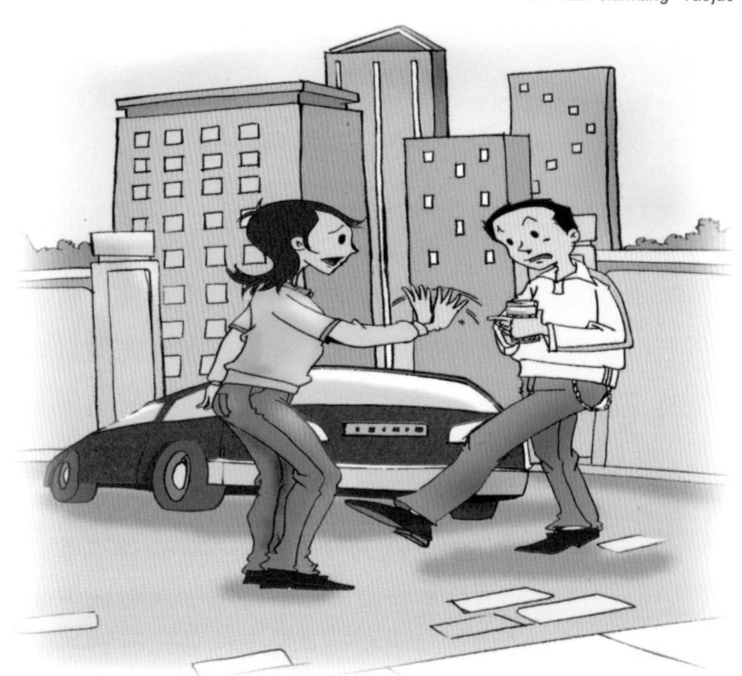

憊，則要停車休息一下，注意手、肩、腰、頸部的活動。

2. 惡劣天氣少出門

雨、雪、霧等天氣，能見度低，路面較滑，是事故的多發時段，稍有不慎很容易發生事故。對駕駛者而言，發生事故的可能性要更大些。所以，在出行前要做好準備，聽一聽氣象預報，了解一下天氣情況，雨雪天氣儘量不要駕車出門。

3. 出門前選擇好行車路線

每次駕車出門時應合理選擇行車路線，特別是在車輛較多的市區，應對所要經過的路線有個大致的瞭解，儘量繞開車輛相對集中的道路，同時對所要經過的主要路段、立交橋、環島、交叉路口有一定的瞭解。

4. 儘量避免高速行駛

如果高速行駛，一旦出現險情，難以果斷採取應變措施，所以應避免高速行駛，更不能強行超車。在畫有 3 條以上車道的路面上，應儘量在第 2、第 3 條車道上行駛，最好不走超車道。

5. 盡可能減少夜間開車

夜間能見度很低，視線模糊，特別是在沒有路燈的道路上行駛，稍有疏忽，很容易發生事故。所以，駕駛者應儘量不在夜間出門，特別是後半夜，如果因特殊情況必須駕車，最好有其他同伴，以防不測。

6. 降低噪音強度

應使用低音喇叭。開車時播放音樂的音量不宜太大，以減少噪音對人體的影響。駕駛者在開車時，必要情況下可戴防噪音耳塞，這是防止噪音性耳聾簡單易行的保健措施。

運動療法對開車族有什麼作用

運動鍛鍊是人體各器官系統協調配合所完成的，同時，運動鍛鍊又可以對各器官系統的活動產生良好影響。

1. 對運動系統的作用

運動系統是由 206 塊骨骼和 600 多塊肌肉以及關節部分組成的。由於運動鍛鍊促進了血液循環，加強了新陳代謝，使骨的結構及性能發生了變化。表現為骨密質增厚，骨變粗，骨小梁的排列由於受到肌肉的牽拉和外力的作用，排列更加規則，加強了骨的堅固性。

經常運動使韌帶在骨骼上的附著部位——結節、粗隆和其他突起，變得更粗糙明顯，這有利於肌肉、韌帶更牢固地附著在上面。所有這些變化都有利於骨骼承受更大的外力作用，也提高了骨骼的抗彎、抗斷和耐壓的性能。

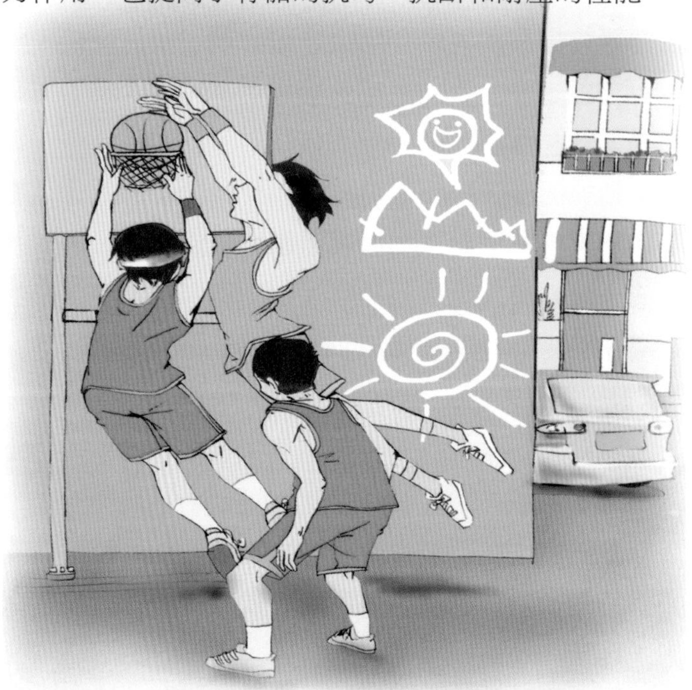

經常運動鍛鍊還可以使骨骼增長、使人長高。身材高矮是由骨骼發育成長決定的，經常運動的青少年要比同年齡的人身高平均高出4～7公分。

運動對肌肉結構和形態有良好的影響。人體在安靜時每立方毫米肌肉內開放的毛細血管只有80～270條，肌肉中能源物質的含量較少。當肌肉運動後，不僅毛細血管口徑增大，而且大量開放「備用」的毛細血管。這時每立方毫米肌肉內開放的毛細血管可增至2000～3000條，因此，血流量大增，使肌肉血液供應良好，新陳代謝旺盛，大大促進了肌肉的生長。經常參加運動還可以使肌肉纖維變粗、肌肉體積增大，這樣肌肉就會發達而有力。

運動鍛鍊可以提高神經系統對肌肉的控制能力，導致運動功能的提高，表現為肌肉收縮力量大、速度快、彈性好、耐力強。一般人的肌肉占體重的35%～40%，而經常運動的人可占體重的45%～55%。

運動中的許多動作都需要關節具有很大的活動幅度才能完成，因此運動可以加強關節周圍肌肉的力量，以及提高關節周圍韌帶、肌肉的伸展性能，從而擴大了運動的幅度和提高了關節的靈活性，同時也加強了關節的穩定性。

2. 對心血管系統的作用

① 竇性心動徐緩

身體運動，特別是長時間的小強度運動可使人體安靜時心率減慢，這種現象稱為竇性心動徐緩。竇性心動徐緩現象被認為是機體對運動鍛鍊的適應性反應，心率的下降可使心臟有更長的休息期，以減少心肌疲勞。

② 每搏輸出量增加

經常參加運動的人或運動員無論安靜和運動狀態每搏輸出量均比一般正常人要高，特別是在運動狀態下，每搏輸出量的增加就更為明顯，這種變化可以滿足人體新陳代謝的需要。

3. 對消化系統的作用

消化腺分泌各種消化液，在消化液中主要含有各種消化酶。消化酶將食物中的醣類、脂肪、蛋白質水解成可以吸收的簡單物質。食物在消化管內進行分解的過程為消化，食物經過消化後透過消化管壁進入血液循環的過程為吸收。

由於運動使體內的代謝活動加強，能量物質大量消耗。以 10 分鐘走 1000 公尺的速度快步走，每分鐘能量消耗是坐著工作、學習時的 3 倍。以每分鐘 130 公尺慢跑步，能量消耗是平時的 5～6 倍。參與一場籃球比賽，能量消耗比平時增加 20 倍。只有消化系統功能加強，才能更好地吸取食物中的養料以滿足機體的需要。同時，由於運動使大腦皮質等神經系統得到改善，運動時情緒高漲，運動後自主神經工作能力加強，消化系統在神經系統和體液的調節下使消化器官的物理性消化和化學性消化加強，如消化腺分泌的消化液增多，消化管道蠕動加強，對胃腸起著

「按摩」作用，這些都促進了對食物更好地消化和吸收。

良好的消化系統是人體新陳代謝正常進行的保證。消化系統的功能是消化食物、吸取養料、排出糟粕。實踐證明，經常運動的人對食物中的養料吸收得好，不至於使熱能過剩而轉化為脂肪儲存在體內使人發胖。

4. 對呼吸系統的作用

① 肺活量增加

肺活量是衡量少年兒童生長發育和健康水準的重要指標。經常運動和參加體育鍛鍊，特別是做一些伸展擴胸運動，可使呼吸肌力量增強，胸廓擴大，有利於肺組織的生長發育和肺的擴張，使肺活量增加。另外，身體運動時，經常性的深呼吸運動，也可促進肺活量的增長。大量實驗證實，經常運動的人，肺活量值高於一般人。

② 肺通氣量增加

由於運動時加強了呼吸力量，可使呼吸深度增加，以有效地增加肺的通氣效率。因為在身體運動時如果過快地增加呼吸頻率，會使氣體往返於呼吸道，使真正進入肺內的氣體量反而減少。而經常參加身體運動鍛鍊的人，就可在增加呼吸深度的前提下，適當地增加呼吸頻率，從而使運動時的肺通氣量大大增加。研究表明，一般人在運動時肺通氣量僅能增加到 60 升／分左右，有運動和體育鍛鍊習慣的人，運動時肺通氣量可達 100 升／分以上。

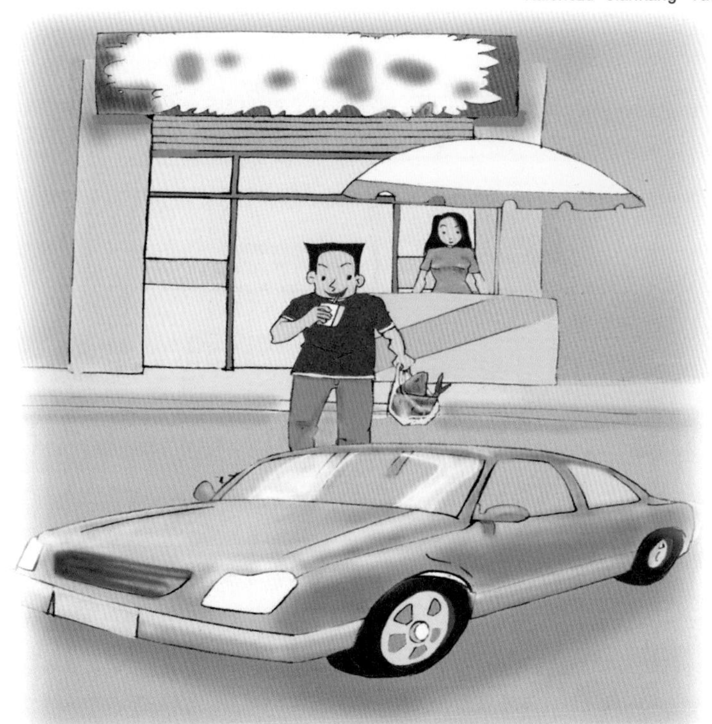

③ 氧利用能力增加

身體運動不僅可以提高肺的通氣能力，更重要的是可以提高機體利用氧的能力。一般人在進行運動時只能利用其氧最大攝入量的60%左右，而經過運動鍛鍊後可以使這種能力大大提高，運動鍛鍊時即使氧的需要量增加，也能滿足機體的需要而不至於使機體過分缺氧。

食療可治開車族常見病

食療即飲食療法，它是由飲食的途徑防病治病的一種有效方法。

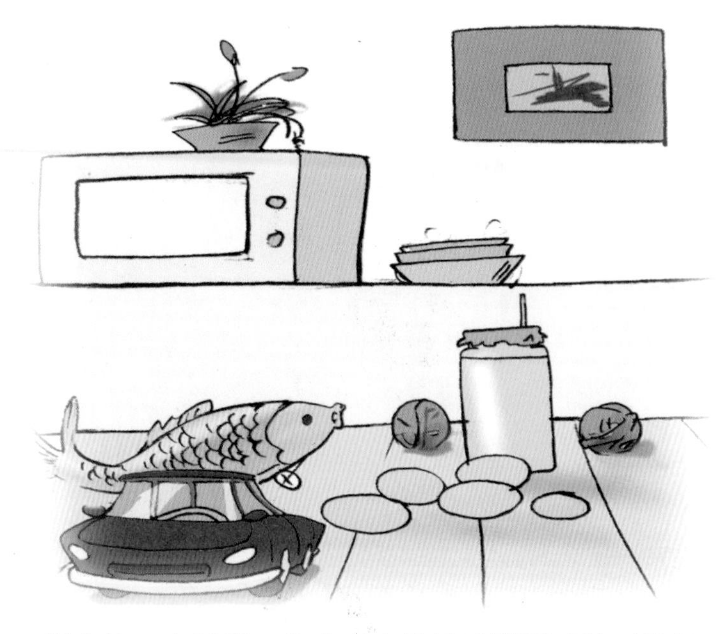

開車族，在日常工作中，由於長時間觀看路面情況，用眼勞動過度，所以容易患眼部疲勞，視力下降，記憶力減退，食慾不振，乏力等症。其飲食療法，就宜常食富含維生素 A、維生素 C、蛋白質及人體所需微量元素的雞肝、禽蛋、鯽魚、鱔魚、牛奶、黑芝麻、核桃仁、山藥、紅薯、胡蘿蔔等營養食品，以使身體始終保持健康狀況。

那麼為什麼維生素 A、維生素 C、蛋白質及鐵、鋅、硒等會對開車族保健有益呢？

現代營養學專家研究證明：維生素 A 具有維持眼部上皮細胞、角膜正常，避免角膜乾燥受損、退化的作用。人體內如缺乏維生素 A 就會影響視紫紅質的合成速度，出現視物不清、視力下降等症。維生素 C 對調節人體血液循環，強健血管，促進機體代謝都有益處。蛋白質則是構成人體組織的主要成分，是人體器官生長發育必需的營養物質，若體內長期蛋白質攝入不足，不但影響機體器官的功能，降低對各種致病因數的抵抗力，而且還會引發頭暈、乏力、記憶力減退等症。鐵是人體造血的重要原料，人體缺鐵，易患失眠健忘、思維能力差等症。鋅是人體內多種酶的重要成分之一，如果人體長期缺鋅，則很容易造成視力障礙。硒對細胞膜有保護作用，可增加血液中的抗體含量，增強人體的抵抗力，改善和提高視力。

針對以上這些因素，食療對開車族來說是非常必要的，它既安全可靠，幾乎沒有任何副作用，還能強身健體、預防疾病。

按摩療法祛病有何神奇功效

在我國傳統醫學的寶庫中，按摩保健療法是一個重要組成部分。它是健康人或患者用手在身體的一定部位或一定的穴位上，根據不同的病情，施用不同的手法，達到防治疾病目的的一種保健療法，往往給人一種很神奇的感覺。

按摩保健療法防治疾病的原理為：按摩保健可透過人的手法作用於人體，改善血液循環狀況，疏通經絡，提高機體免疫力及抗病能力。

我國傳統醫學認為，經絡在人體生理上的作用是非常重要的，五臟六腑、皮肉筋脈等生理功能，必須要依靠它的密切聯繫，才能在日常生活中維持身體的整體活動。如果經絡不通，就不能發揮它的聯絡和傳導作用，那麼臟腑器官的功能便不能協調。而氣血更是滋養機體最寶貴的物質，全身骨骼、皮肉、臟腑均需得到它的濡養和保護，才能進行各項生理活動。若氣血運行不暢，就會出現各種病變。

按摩療法又可分為指壓穴位按摩療法、常用部位按摩療法兩種。指壓穴位按摩療法又稱點穴療法，常用部位按摩療法又稱推拿療法。

在緊張、繁忙的工作中，開車族往往易患眼睛疲勞症、頸椎病、腰背痛、腸胃病、偏頭痛、四肢肌肉勞損、手腕關節炎等疾病。查其病因，都與開車族久坐血脈運行不暢、注意力長時間集中、精神緊張等傷心神、抗病力下

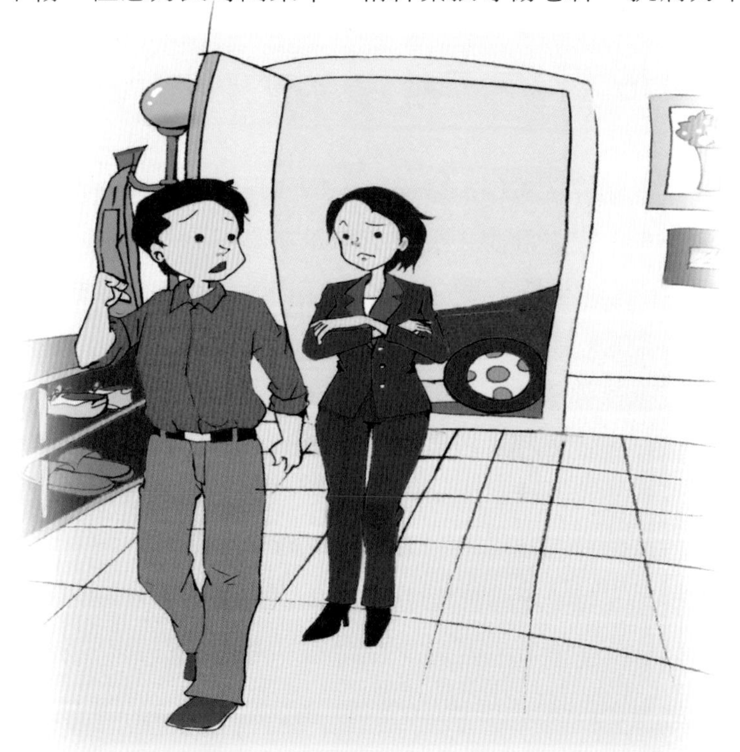

降所致。而按摩保健療法正是在改善經絡的生理作用，調節氣血機能，舒筋活血的基礎上達到防治疾病的目的。故按摩保健療法是開車族防治各種常見病的一種實用保健療法。

如何預防和減少車內空氣「中毒」

提起一氧化碳中毒，人們往往想到的是室內燃氣等。實際上，駕駛者在汽車行駛過程中也存在一氧化碳中毒的情況。2005 年春發生在福建的駕駛者因大量吸入一氧化碳即汽車尾氣意外中毒死亡事故，就是一個很典型的例子。

在天氣炎熱的時候很多駕駛者喜歡長時間開空調，由於車內空間狹小，門窗緊閉，車內外的空氣難以進行對流，加上發動機長時間運轉，排出大量一氧化碳，這些有毒氣體在一個不大的空間內長時間逗留，無法向外擴散，以致車內有害氣體越積越多，加上車內人員呼吸消耗氧氣而排出二氧化碳，時間一長，車內氧氣逐漸減少，車內人員便會不知不覺中毒而失去知覺，嚴重時會喪失生命。

一氧化碳由呼吸系統進入人體血液，隨著血液到達全身器官，貯存於組織細胞中，產生毒性作用，使人體細胞受到損傷，細胞免疫及體液免疫水準降低，對疾病的抵抗能力和抗腫瘤免疫功能明顯下降。更為重要的是這些有害物質易被人體吸收而不易於排泄，所以會持續地危害人體的健康。另外夏季人體自身的新陳代謝加快也是加重車內空氣污染的一個原因。夏季氣溫較高，人體本身由呼吸道、皮膚、汗腺所排出的污染物也會造成車內空氣污染。

所以，車內空調在給駕乘汽車的人們提供了舒適環境的同時，也潛藏著一定的危險。若使用不當，就會發生一氧化碳中毒，危及生命。對此，環保專家提醒開車族：

1. 不要在發動機長時間運轉的車裏睡覺，體質較弱者不要在車庫、地下停車場、汽車地下通道等處長時間逗留。

2. 汽車要定期進行全面檢修，及時排除漏氣現象。停駛在空氣流通環境較差地方時，不要長時間地使用空調，即使是在行駛中，也應適時打開車窗，讓車內外空氣產生對流。

3. 在長途駕駛或乘坐汽車時，如感到頭暈、發沉、四

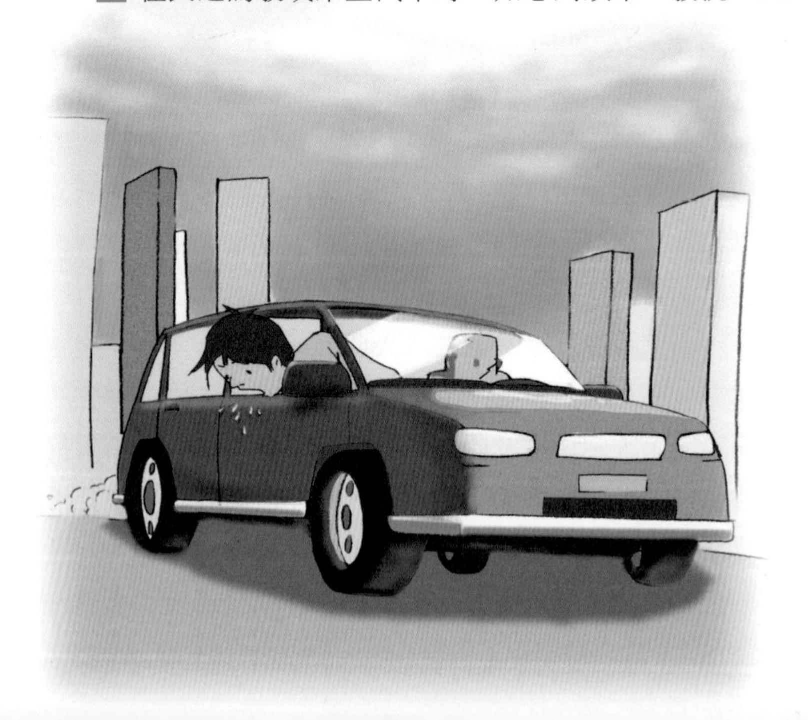

肢無力時，應及時開窗呼吸新鮮空氣，並在排除暈車和其他病因的前提下，應考慮到有可能是一氧化碳中毒。此時須停車休息片刻，等身體恢復正常後再駕車。

給女性開車族的健康忠告

現今，女性駕車已不再罕見。女性駕車成為城市裏一道亮麗的風景線，但是，駕車也使她們不得不面臨一些由駕駛帶來的健康威脅。

女性開車族應注意以下一些問題：

1. 要注意控制自己的駕車時間。從生理的角度來講，女性的尿道比較短，細菌很容易侵入，而且女性的外陰部汗腺特別豐富，長時間開車會使外陰局部長時間潮濕。長此以往，細菌會大量繁殖並侵害女性身體，導致出現尿急、尿痛等症狀，這種病狀在夏天尤其突出。

2. 要常飲開水，很多初開車的女性，因長時間坐在車裏，而忘記攝入足夠的水分，容易造成習慣性便秘，尤其是以前就有冠心病或高血壓的女性，更應注意保持大便通暢，若有內分泌等方面的問題則更危險。因此，應經常飲水。

3. 女駕駛者更要注意皮膚養護。有的女士說，儘管車子貼膜，自己塗了防曬霜，可是臉上還是長了很多色斑，而且皮膚也會發暗、乾燥、毛孔變大。出現這種情況，表明女性駕車者要及時補充皮膚水分，在濕度相對較大的地區也要多使用一些保濕化妝品。

4. 開車族應多參加運動。健身最好選擇全身性的、大肌肉群參與的運動，如跑步、爬山、有氧操、跳繩等。

5. 要冷暖適度。開車的女性要注意身體的保暖，因為寒冷刺激會使冠狀動脈發生痙攣、血液淤滯，容易引起心臟不適，甚至引發心肌梗死。所以，夏天女性開車時空調不宜開得過冷，尤其要注意腿部的保暖，不然就容易患風濕性關節炎。

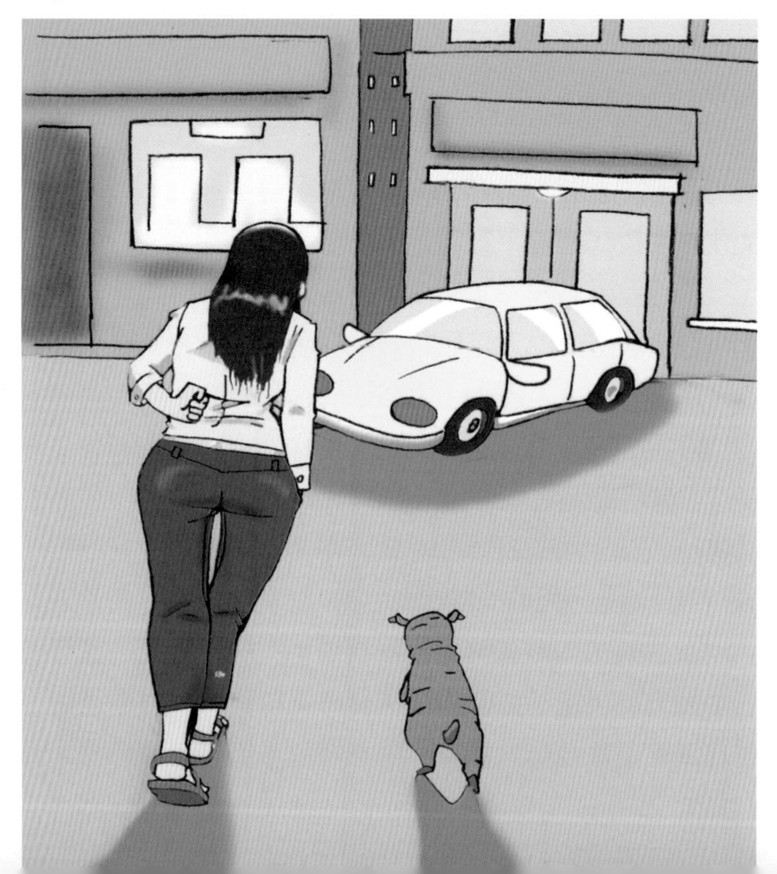

6. 要預防失眠，避免駕駛時出現危險。晚上睡覺前最好用熱水泡腳 15 分鐘或洗個熱水澡，有利於消除疲勞、幫助入睡；睡前喝一杯糖開水，對因煩躁、興奮而失眠者十分有效，喝牛奶也有助於睡眠。

7. 駕駛時座位不要調得過前，這樣容易造成頸椎疾病。許多女性開車，座位調得過前，身體幾乎要觸到方向盤，這會使全身都變得很緊張，手臂和腿過分彎曲，長時間不注意就會導致某些疾患。

如何消除車內靜電

消除車內靜電可採取以下方法：

1. 靜電放電器

靜電放電器的工作原理就是由其內部的金屬導線將車內靜電傳導到放電器上，再由空氣或者地面傳到大自然，達到消除車內靜電的目的。

靜電放電器分兩類，一種是對天的，一種是對地的。其中對天的空氣靜電放電器是黏貼在汽車尾部，形似天線的物體。

而對地的搭褳式放電器形同倒車雷達，固定於車尾，放電器末端接觸地面，從而將靜電導入地下。靜電放電器市售價格不等，功能基本上無差異，主要是外觀上的不同帶來價格上的變化。

2. 防靜電車蠟

對於愛打車蠟的車主來說，打蠟時可以選擇防靜電專用車蠟，經過這樣處理的車輛不會再與車主「來電」了。市面上還有一種防靜電的噴霧罐，使用起來頗為方便，只要均勻地噴塗於車身上，再用毛巾抹去霧劑就可以了。

3. 車內選擇天然飾品

在選擇飾物時，不要選擇容易產生靜電的化纖物品，纖維織物間的摩擦是靜電之源，尤其是座套、方向盤套、腳墊等應使用天然產品，如純皮、純棉等，雖說價格比化

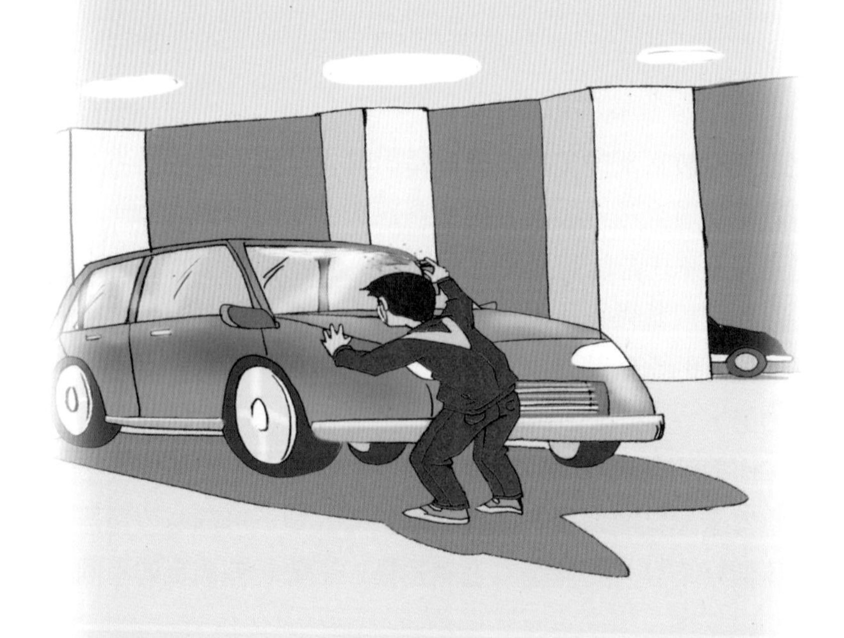

纖產品貴，但從安全角度來講還是比較值得。

4. 如果你覺得前面的方法有些「奢侈」，那麼，可以選擇這種方法：將稀釋後的甘油把車身擦一遍，這樣可以讓車輛保持一段時間無靜電。但是，這種做法讓車輛額外容易沾上灰塵。

開車族如何保養眼睛

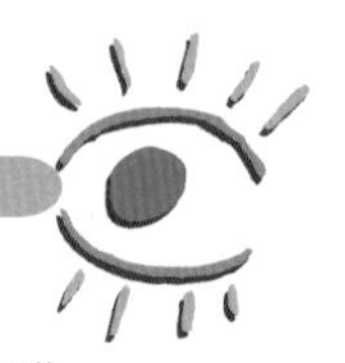

對於開車族來說，眼睛是非常重要的，尤其需要愛護保養。下面介紹幾種簡便易行的方法，可以幫助駕駛者減少長時間駕駛引起的視覺疲勞。

1. 動目　經常運轉眼球，鍛鍊眼球的活力，以達到舒經活絡，改善視力功能的目的，使眼球更加靈活、敏銳。

2. 按目　適當的用手按摩雙眼，不僅可保持眼部的活力，還能預防視力下降、促進眼部血液循環，提高抗病能力。

3. 眺目　在中途停車休息時，應利用短暫的瞬間，將身體直立，放鬆眼球，極目平視遠處，以調節眼部肌肉，緩解疲勞，達到調節視力的目的。

4. 護目　不要用沾上油污、灰塵等的手巾去擦眼睛，不要和別人共用毛巾，尤其是不能與有眼病的人共用毛巾。平時，在強光下開車時，最好戴墨鏡等護目。

5. 治目　如果患眼病，除注意休息外，還要及時治療，以免病情加重。

6. 洗目　每隔一定時間，要以熱水、熱毛巾或蒸氣等薰浴雙眼，促進眼部的血液循環，防止眼睛患病。尤其是開長途汽車的人，在加油或吃飯後，可用熱毛巾擦一下眼部皮膚，非常有效。

7. 養目　這是指對眼睛的飲食調養，要注意飲食的選擇和搭配，多吃對眼睛有利的富含維生素、礦物質和微量元素的食物，如小米、紅薯、胡蘿蔔、菠菜等。

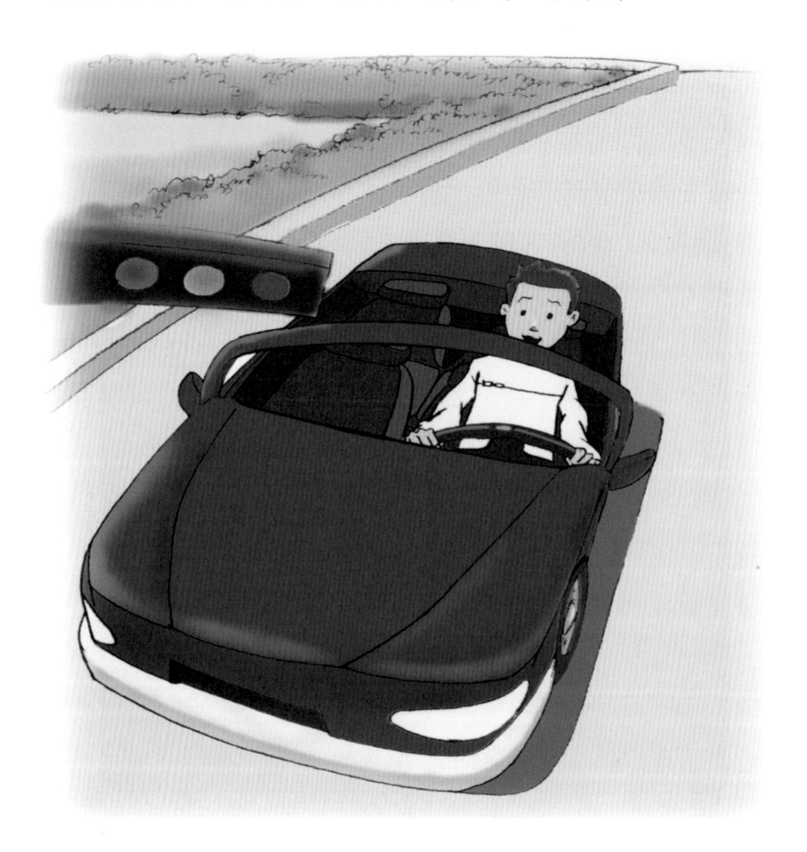

二、開車族運動療法

踏石運動健身法

現今，世界各地都逐步掀起了運動健身的熱潮，在這股熱潮中，一種新穎的「踏石」健身運動正在世界範圍內大行其道，熱衷者以老人和兒童居多。

其實踏石健身法，在我國古代很早就有記載。據說，古代中國人在赤足行走、奔跑、舞蹈時，偶然發現這類活動會刺激足部穴位，進而產生健身之效。後來，人們將其歸入足療範圍。

近幾年，這種健身方法傳到歐美，並漸漸受到歐美健身者青睞。據報導，歐美一些國家的公園、住宅區草坪旁，均特意鋪設一些鵝卵石路，以便人們在閒暇之餘赤足踏石行走、慢跑鍛鍊身體。

也許會有人感到奇怪，踏石運動為什麼能起到強身健體的作用呢？這一點，用中國醫學「足療」的理論能很清楚地加以解釋。中國醫學認為，每人足部均存在反射區，踏石時，鵝卵石刺激人的足部反射區，能起到促進神經反射、改善血液循環狀況、舒筋活絡、調節臟腑功能的作用。

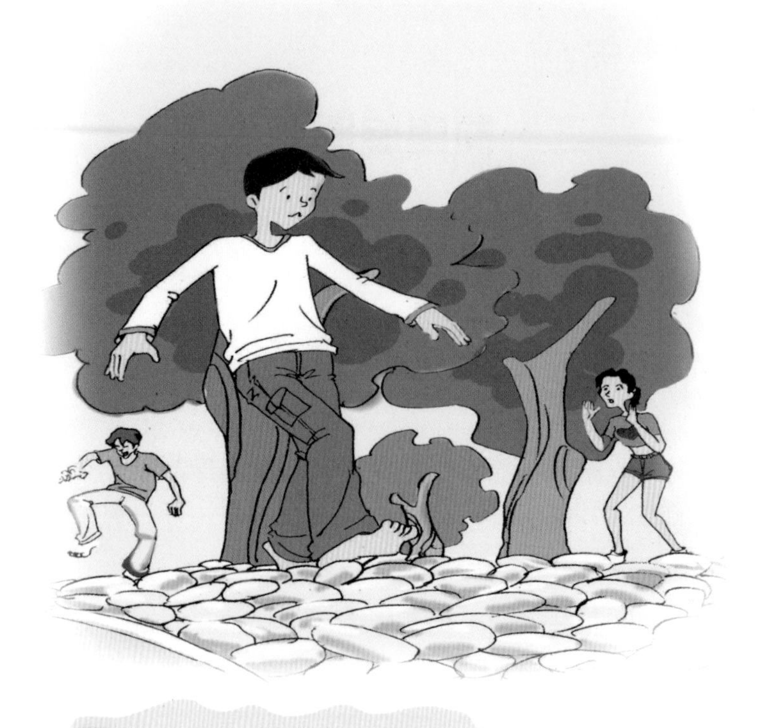

1. 踏石運動的作用和原理

① 改善人體血液循環狀況

研究發現，踏石運動不僅能促進血液循環，而且能改善血液循環。這是因為踏石運動，能刺激足部的組織，流經足部血液的速度加快，血流量增加，使足部的末梢循環得以增加，從而使全身血液循環也得到明顯的改善。

在做踏石運動的過程中，鵝卵石刺激足部血管，能排除血管阻塞，使血液循環暢通。一般來說，如果雙足末梢循環不良，可能有一些代謝產物在這裏沉積，尤其是在人體某個器官發生病理變化時，使相對應的足部反射區的末梢循環更為不良，較易產生沉積。這些沉積又使末梢血液循環進一步惡化。

而踏石可揉碎並驅散這些沉積物，使循環暢通，並由血液循環將這些廢料運輸到排泄器官排出體外。與足部反射區相對，臟腑器官的功能也可得到改善。在鵝卵石的刺激下，人的骨骼肌能產生有節律的收縮和舒張，有助於靜脈的回流。因為在人體靜脈血管內，有一片片瓣膜，如同活塞一樣，使靜脈內的血液只能向心臟方向流動而不能倒流。肌肉收縮時，靜脈受擠壓，使靜脈內的血液流回心臟；肌肉舒張時，靜脈內的壓力降低，血液從周圍毛細血管流入靜脈。

因此，骨骼肌和靜脈內的瓣膜對靜脈血液的回流起著「泵」的作用。如果肌肉一直處於緊張收縮狀態，此「泵」的功能受損，靜脈將持續受壓，影響血液的回流。踏石運動可使肌肉放鬆，使之有節律性地舒張收縮，有利於靜脈血液的回流。

② 促進人的神經反射

實際上，踏石運動是石子對人的足部某些敏感點所施加的一種物理刺激，這種物理刺激形成了一系列的反射活動。

當人們在鵝卵石上行走時，石子可刺激足部的反射區，經由神經反射活動，促進機體內的調節機制，激發機體各個器官組織的潛能，如肌肉放鬆自如、新陳代謝速度加快，促使各腺體分泌各種激素加入血液循環，使整個免疫系統得到加強，充分發揮機體本身的防病、治病的自衛能力。

③ 疏通經絡調節臟腑

我國傳統醫學認為，經絡是人體內經脈與絡脈的總稱。經絡在內屬於臟腑，在外屬於肢節，是運行全身氣血、聯絡臟腑、溝通上下內外的通道。它將人體連接成能進行正常生命活動的有機整體。

足部遠離軀體，但經由經絡的聯繫，與內在臟腑保持著密切的關係。總計有 76 個穴位平均分布在雙足上。足部穴位與足部反射區的位置多相同，足部經絡與足部反射區的意義基本相同，如湧泉穴就在足底的腎反射區內。

踏石刺激足部反射區，能起到舒通經絡、調節臟腑功能、防病治病的作用。

為了讓人們瞭解人體各臟腑器官與足部反射區之間的對應關係，有必要再論述一下足部反射區排列規律以及相互關係。

當雙足逐漸併攏時，恰似一個屈腿盤坐的人體。足的內側構成足弓，宛如一條長長的脊柱，分別是胸椎、腰椎、骶骨反射區。足的外側，自上而下分別是肩、肘、膝反射區。足的拇趾腹面是大腦反射區。

一般來說，左側臟腑器官的反射區在左足，右側器官的反射區在右足。足底前中部是肺、心、脾、胃、腸、肝、膽反射區，足跟部是生殖腺、膀胱、前列腺、肛門等反射區。

瞭解足部反射區的排列規律以及反射區與臟腑的關係，人們在踏石運動時，進行有針對性的鍛鍊則效果更加顯著。

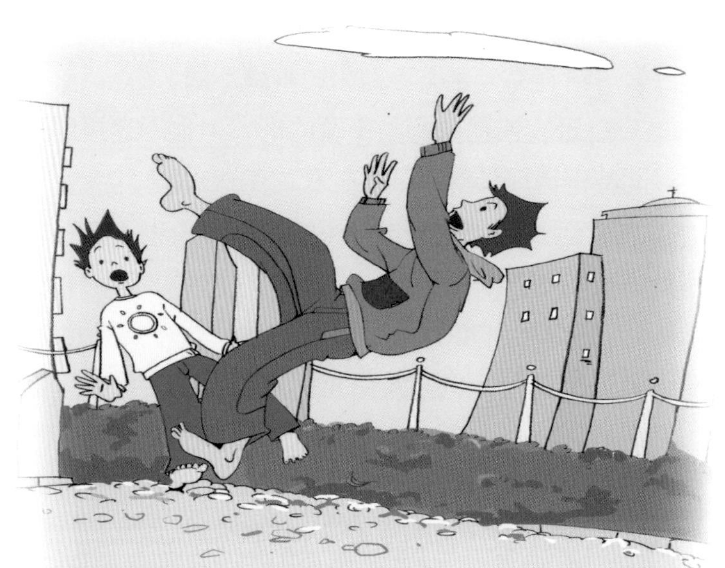

如感到頭腦特別疲勞的駕駛者，在進行踏石運動時，應儘量做五個腳趾抓地行走，這樣可以刺激大腦反射區，起到健腦益智、消除大腦疲勞的作用。而患有生殖系統疾病或痔瘡的駕駛者，踏石時多注意腳跟著地，則對治癒上述疾病有較好的療效。

2. 踏石運動的鍛鍊方法

在春秋季節，人們脫鞋赤足（可穿襪子）在鵝卵石鋪成的小路上行走或慢跑。一次 15 分鐘，每日早、晚各 1 次，堅持幾個月會收到強身健體、防病治病的效果。

3. 踏石運動的注意事項

① 孕產婦不宜採用踏石運動，這是因為足部有些反射區及穴位刺激性較強，孕婦盲目練習對胎兒不利；而產婦

身體虛弱，踏石易受寒著冷而引起身體不適。

② 年齡過大或腿腳行動不便的老人，也不宜採用該療法，以防摔傷造成骨折。

③ 眩暈症、腦血栓、半身不遂等患者，也不宜練習踏石運動，以防跌倒。

④ 冬季天寒地凍，雪後地面結冰，也不適合踏石運動，因為此時練習不但易跌傷，而且也容易使足部受凍，使人患病。

反序運動健體法

反序運動也稱反向運動。顧名思義，所謂反向運動是與正向運動相反的一種運動健身的方法。反向運動包括倒行、倒立等，它是由德國運動醫學專家倡導的，現今在歐美國家的推廣非常廣泛。

德國運動醫學專家認為，人體是一個動態的全面平衡體系，因此運動應是全方位的，既包括正向運動，也包括反向運動，這樣才能達到人體所需要的那種動態的全面平衡。運動著的器官由於受到張弛的反序，便可以使伸肌和屈肌得到鍛鍊，進而起到強身健體的作用。

1. 倒行運動

在歸類上，也有人把向後步行、向後跑步、向後騎車通稱為「倒行運動」。它是一種反向運動，透過這些向後運動，使人體的五臟六腑、四肢百骸以及肌肉、關節和神經都能得到運動，最終會收到全方位的運動效果。

從現代醫學觀點分析，人體肌肉可分為經常運動和不經常運動兩大部分。人在前行時腳掌著地的方式是「腳跟—腳尖」，而向後行時則是「腳尖—腳跟—腳尖」。後者能使腳掌得到更充分地活動，而且使不經常運動部分的肌肉、血管、神經的抵抗能力也和經常運動的部分一樣得到經常性地加強。

倒行運動又是一種修身養性、放鬆心情、緩解壓力的手段，非常適合駕駛者的健身方式。由於倒行運動一般要求運動者要格外小心，精神也就隨之而集中起來。因而能

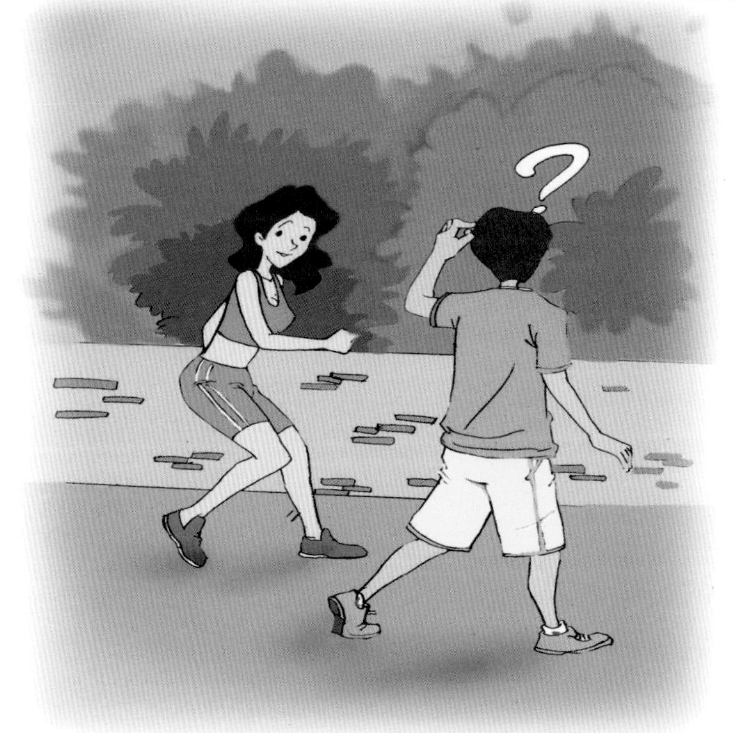

把工作、生活中的煩惱、雜念都拋開，使全部身心都能投入到鍛鍊當中去。

在倒行運動中，尤以倒後跑的效果最佳。據測試，在用同樣速度跑步時，向後跑比向前跑要多消耗 23%的身體熱量，耗氧量增加 27%。由於向後跑能更好地改善腳部的血液循環，因而它能提供更加充足的運動量。

不宜跑步的人可選擇倒後步行。方法為：向後步行時應全神貫注，雙目平視前方，腰背要挺直，足向後邁，膝關節伸直，肩自由擺動，雙手握拳，用鼻均勻呼吸。開始走小步、慢步，逐漸加至中速步行。每日早、晚各鍛鍊 15 分鐘，一般人利用上、下班路上的時間即可練習。具有簡便易行、效果顯著的特點。

在做倒行運動的時候，首先要注意安全，如絆腳石、車輛等，其次是循序漸進、持之以恒。據運動醫學專家研究發現，倒行對高血脂、高血壓、神經衰弱、疲勞綜合徵、便秘、心動過速等病症均有顯著的療效。

2. 倒立運動

科學研究表明，人在經過長時間的正坐工作之後，大腦消耗能量過多，腦部血流量減少，進而出現程度不同的腦供血不足，最終導致腦神經疲勞、頭昏腦脹、注意力不集中、記憶力下降等腦部症狀，甚至誘發神經衰弱、疲勞綜合徵、焦慮症。如果每天有意識地做短時間的倒立，就會快速有效地增加腦部血流量，保持大腦血管、神經和腦

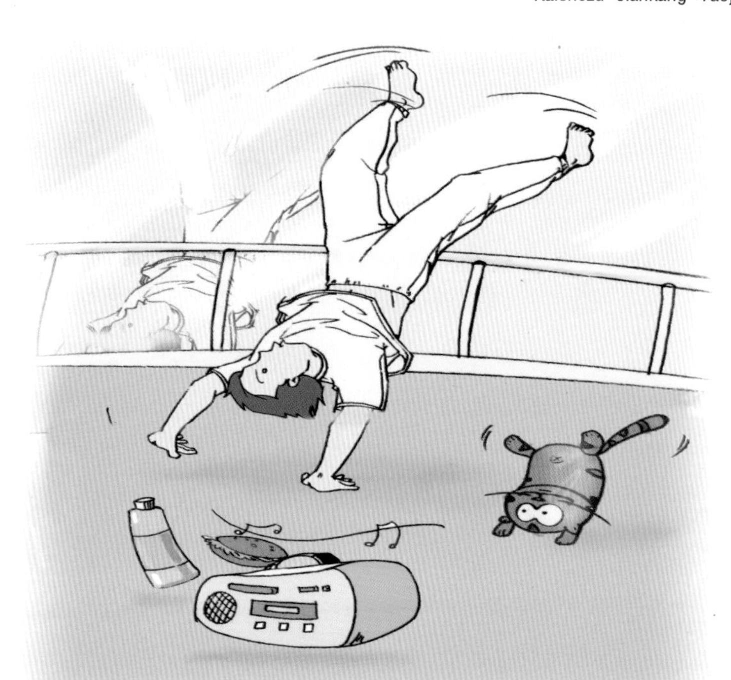

細胞的充分營養，增加腦血管的抗壓性和柔韌性，從而使大腦疲勞得以延緩和消除。

實際上，長時間站立除了會給大腦造成一定的阻礙之外，還會給人體的其他臟器帶來不良的影響，如胃下垂、子宮下垂、痔瘡以及血壓升高、四肢乏力等。當人體倒立時，由於相反的重力作用會使體內臟器向反向垂移，這對預防或糾正內臟下垂是大有裨益的。

此外，身體倒立可促進靜脈血回流，使血液循環得以改善，血流分配更趨合理，進而在不同程度上降低血壓，減輕心臟負擔，緩解下肢靜脈曲張和身體腫脹。

據有關專家介紹，倒立在預防脫髮、減少面部皺紋、緩解腰部酸痛以及減肥方面也有一定的療效。

倒立的方法大致有三種：手倒立、頭手倒立、肘倒立。這三種倒立方法對力量與動作的要求均較高，故只適合中青年人採用。初次鍛鍊者，每次倒立的時間以 10 秒為宜，呈倒立時需請人幫助扶持為好。鍛鍊時需兩目緊閉，意念集中。由於膈肌緊張，最好採用胸式呼吸。以後可逐漸增加倒立時間。

當靠牆倒立一次可持續 2 分鐘時，即可按如下方法操作：一次倒立 2 分鐘，恢復正常直立後休息 3 分鐘，然後再進行第二次倒立 2 分鐘，共 3 次，總耗時約 15 分鐘。

體質稍差的鍛鍊者，還可採用半靠牆半倒立的方法練習。

其練法是上體躺在墊上，雙腿盡可能地放在牆上，若用靠墊抬高臀部效果更佳。一般倒立時間不要超過 15 分鐘，中間也可休息 1～2 次。

初做倒立時，會因較多血液湧入頭部而感到頭部及眼部有些發脹，反覆多日練習就會被清爽感所代替。但要注意，嚴重心臟病、腦血管病、腎炎、高血壓病、血液病等病人不宜採用倒行、倒立運動療法。孕婦、產婦等也不能採用該運動療法。

自身對抗可強身

在運動醫學的範疇上，採用自身肢體相互對抗的鍛鍊方法，稱自身對抗鍛鍊法。其具體做法如下：

第一節

坐姿，兩手抱膝用手的力量克服膝部朝外展的力量，到一定位置後，兩手用力把膝部往裏側拉，此時，用膝部的力量來抗拒雙手的拉力，最終回到原來的位置。反覆做6次。

第二節

坐姿，左、右手掌在胸前相合，十指併攏。先用左手向右側推右手，右手則用力與之對抗，推至一定位置後，再換右手向左推。如此左、右手反覆推6次。

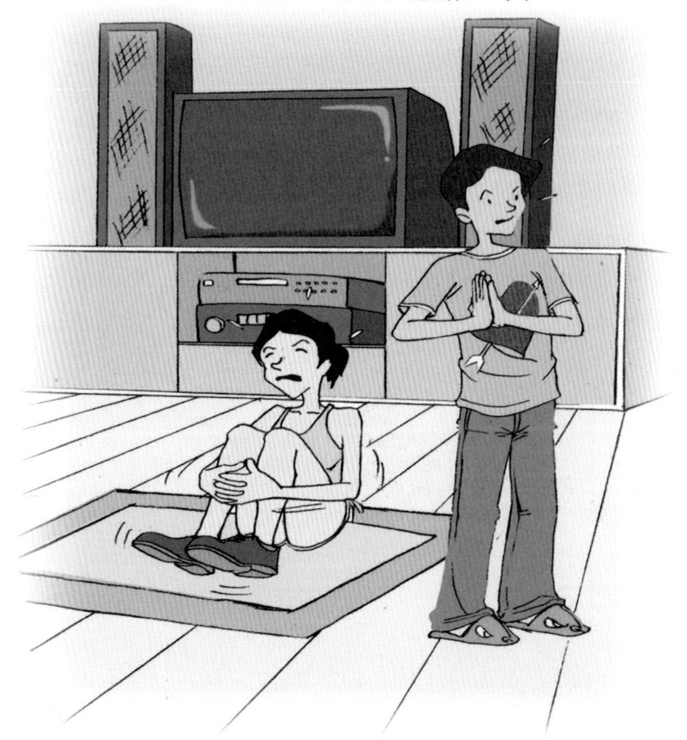

第三節

坐姿，將左手掌放在右手掌的上面，讓右臂對準胸部向上彎曲，左手用力去抵拒右手彎曲所產生的力量，然後左手用力朝下壓，用右手的力量來抵拒左手的力量，直至手掌恢復到原來的位置。動作完成後反覆做6次。

第四節

坐姿，以右手掌抱住左上臂，用右手的力量迫使左臂朝右胸方向移動，再用左臂的力量把右手拉回到原來的位置。然後換另一手，即用左手掌抱住右臂，再做相同動

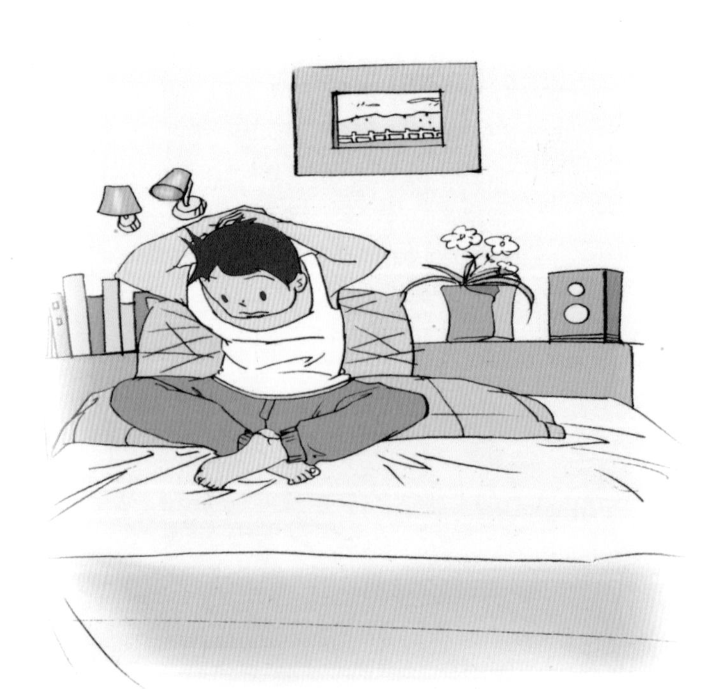

作。左、右手各做 6 次。

第五節

坐姿，兩手指在頭後相交抱住後頭部，稍用力往下壓，用頸部肌肉的力量與之抗衡，等到下巴接觸到胸脯時，再反過來用脖子的力量使頭往後仰，雙手用力來抵抗，最終又恢復到原來的位置。反覆做 6 次。

第六節

坐姿，右手掌撐住下巴把頭往右轉，待頭部轉到一定位置時，反過來用手施力迫使頭向左轉，用脖頸肌肉來抵拒手的力量，反覆做 6 次。

第七節

坐姿，右臂肘部在胸前彎曲，左臂肘部彎曲放在右臂上，左手扶住右臂，右肩用力往上抬，利用左臂的力量往下壓來抵拒它，到一定位置時恢復原處。再換左臂做同樣動作。左、右反覆做 6 次。

第八節

坐姿，左腳踩在右腳面上，接著右腳做上勾動作，同時左腳向下壓做抵拒動作，做 6 次。再換右腳踩在左腳上，左腳做同樣動作 6 次。

自身對抗鍛鍊法具有簡便易行、不需要任何輔助器械就可達到健身目的的特點，較適合開車族作為鍛鍊身體的方法。所需時間也不多，每次 15 分鐘，一日兩次即可。開車族可利用午休及晚飯後休閒時間練習。

該鍛鍊方法優點很多，但具體練習時應注意以下幾點：

1. 自身對抗時，不要穿太厚的衣服，以免影響肢體運動。

2. 做頭、頸部等部位對抗時，不宜過於用力或突然用力，以免造成傷害。腦血管病、嚴重高血壓等病人不宜採用該法進行鍛鍊。

3. 在進行自身對抗鍛鍊之前，應做些身體準備活動，讓關節、肌肉充分活動開再練習。

沙跑運動能健體

在西方一些發達國家，沙跑作為一種新興身體鍛鍊項日正在逐漸盛行。所謂沙跑是指人們在海濱或運動場等沙地上慢跑，以達到健身目的一種方法。因為沙跑不用任何健身器械，簡單實用，老幼皆宜，鍛鍊效果明顯，受到了許多人的喜愛。

那麼，沙跑的作用與鍛鍊方法又是怎樣的呢？

1. 沙跑的作用

在沙地上跑步要比平地上費更大的力，這是大家都瞭解的一般常識，其運動量自然比平地跑步的運動量要大，這對健身、減肥都是十分有益的。

大量研究證明，沙跑時隨著人的腿部持續而有節奏的運動，心臟搏動增強，血液循環加快。同時呼吸也加深，吸入氧氣增多。由於心與肺協調工作，呼吸和循環的功能得到充分發揮，機體的有氧代謝過程進行得比較完善。因此，使身體新陳代謝的狀況得到改善，並增強了臟腑功能。此外，沙跑還可使人體免疫力增強，讓人精神爽快，並能預防心腦血管疾病與呼吸系統疾病。

2. 沙跑的鍛鍊方法

① 場地　鍛鍊者可選海濱沙地、體育場及健身中心沙地進行鍛鍊。一般以早餐和晚餐後 2 小時為宜。運動前，

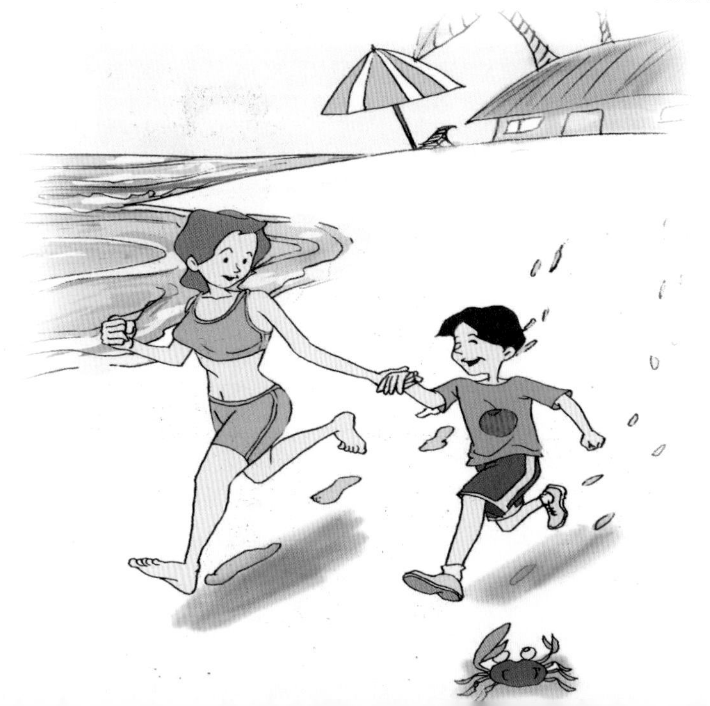

應先仔細檢查沙地上是否有鐵釘、玻璃碴、尖石塊等雜物，以免跑步時紮傷腳底。沙跑時，鍛鍊者應穿軟底鞋，如確認沙地無雜物後也可赤腳在沙上跑步。

② 沙跑技法　沙地面積較大的，鍛鍊者可直跑；若沙地面積小（如體育場沙地）可採用轉彎跑，以保持鍛鍊的連續性，才能收到預期的鍛鍊效果。

沙跑時，鍛鍊者應兩手握拳，兩臂肘關節保持在90°左右，自然地一前一後擺動。跑步開始時速度宜慢，當身體各關節、韌帶、肌肉等協調和適應後，再放開步伐，用均勻的速度進行鍛鍊。運動量以不感緊張吃力、不喘粗氣為宜。

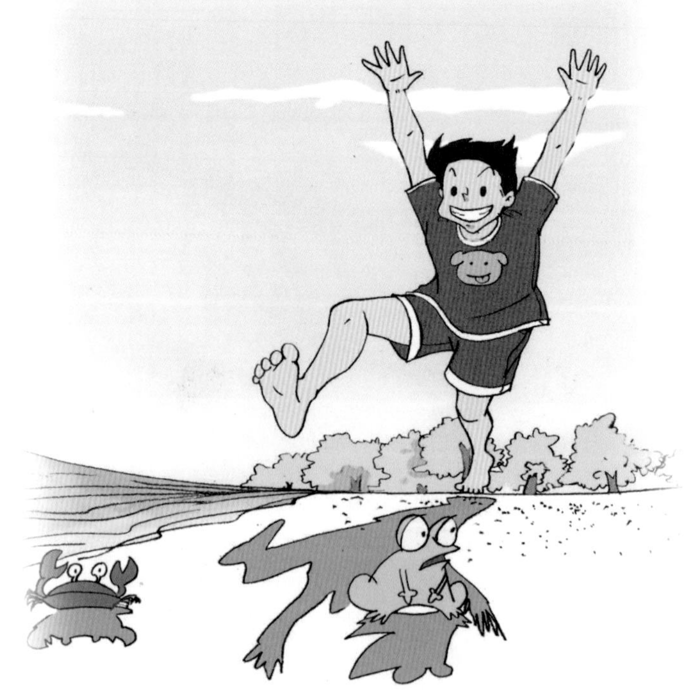

運動時呼吸應深長而均勻，且與步伐有節奏地相配合，一般是跑3～5步一次呼吸，或適當地延長呼氣時間，從中得到深呼吸的鍛鍊。呼吸的方法是鼻吸口呼，如呼吸較急促時，也不要張大嘴巴，可採用口鼻混合呼吸，讓口微微張開，使空氣通過齒縫入口，以避免冷空氣刺激咽喉引起肺部與咽喉的不適。體質強者可採用變速跑，即慢跑3分鐘，然後快跑1分鐘，再慢跑3分鐘；體弱的老人或小孩可採用走跑交替的方法，走1分鐘，跑2分鐘，再走1分鐘循環交替的方法進行鍛鍊。

3. 沙跑的時間

沙跑鍛鍊，一般每次15分鐘，一日兩次為宜，需堅持數個月方能起到健身、減肥的作用。

初次練沙跑者可先練5分鐘，幾天後增至10分鐘，最終達到每次15分鐘。循序漸進讓身體有一個適應過程，對身體更加有利。

4. 沙跑注意事項

① 進行沙跑鍛鍊前，應先做些身體準備活動，在周身關節、肌肉活動開後，再練習沙跑，以免造成身體不適。

② 孕產婦及嚴重血液病、冠心病、腦溢血、尿毒症等病人不宜進行沙跑練習。

③ 夏季烈日當頭的中午，不宜進行沙跑練習，以防中暑。

④ 沙跑後不宜沖冷水澡，應用乾毛巾擦淨汗，用溫水沐浴。

⑤ 沙跑不要穿皮鞋，要穿軟底休閒鞋或旅遊鞋。沙地上有玻璃碴等雜物時，不宜赤足跑。

肢體寫字健身操

肢體寫字健身操是一項老少皆宜的時尚健身運動，目前正在我國的大中城市流行。

所謂肢體寫字健身操，其做法非常簡單，就是用人體的某些部位在空中盡最大幅度寫字。只要會寫字，就可按

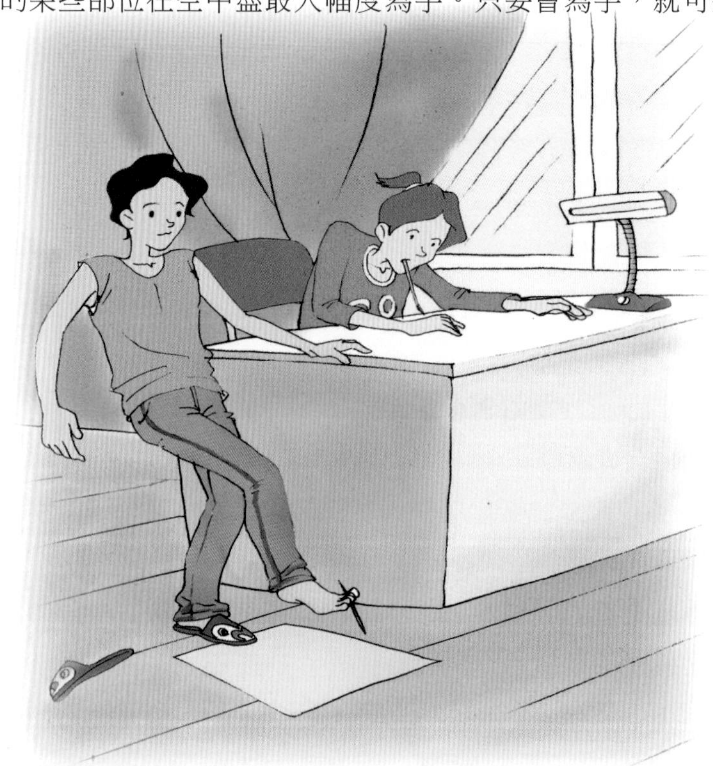

字的筆劃順序，用肢體及軀體的某一部分，如頭、上肢、下肢、腰等，進行練習。由於字的結構不同，在練習的過程中，人的肢體在不同的方向上大幅度運動，從而導致與該部位運動有關的肌肉參與運動，起到了鍛鍊肌肉的作用。

肢體寫字健身操鍛鍊應按一定的順序，一般是由下肢到上肢，由軀幹到四肢。還可配合呼吸節奏進行，根據字的筆劃不同呼或吸。一般由左至右及上提的筆劃可吸氣，由上至下的筆劃可呼氣。如寫「大」字時，其呼吸節奏是「深吸、呼、呼」。肢體寫字的速度以中速為宜。

在做這種運動的時候，鍛鍊者可根據年齡、職業、性別、所患疾病不同來選擇重點鍛鍊的肢體及軀體，如有頸椎病的職業女性，宜用頭在空中寫字，以起到健腦和防治頸椎病的作用；中老年男性若患有腰肌勞損引起腰部疼痛，可用腰部轉動寫字，以鍛鍊腰部肌肉，達到活血強腰的目的。

肢體寫字健身操具有簡便易學，不受場地時間限制，不用任何器械，經濟實用，無年齡性別、職業限制，適合全民健身鍛鍊的特點。

練習肢體寫字健身操，運動強度適中，活動 15 分鐘，心率在每分鐘 90～100 次，停止運動後 3 分鐘即可恢復到正常水準。職業女性及學生練習不會影響工作和學習。

同時由於它要求肢體活動，指揮肢體運動的大腦也會鍛鍊，使大腦的疲勞迅速消除。另據報導，肢體運動使肌糖原分解進入血液，提高了血糖濃度，給大腦補充了營養，使人的注意力和記憶力也都得到增強。

需要注意的是，血壓高、眩暈、腦血栓病人及孕婦不宜採用該健身法，以防跌倒對身體造成傷害。

跳躍健身操

跳躍健身操是一項全身性的運動，它可以起到很好的肢體鍛鍊作用，最大限度地調動身體的各部分關節和肌肉群，以達到健身的目的。

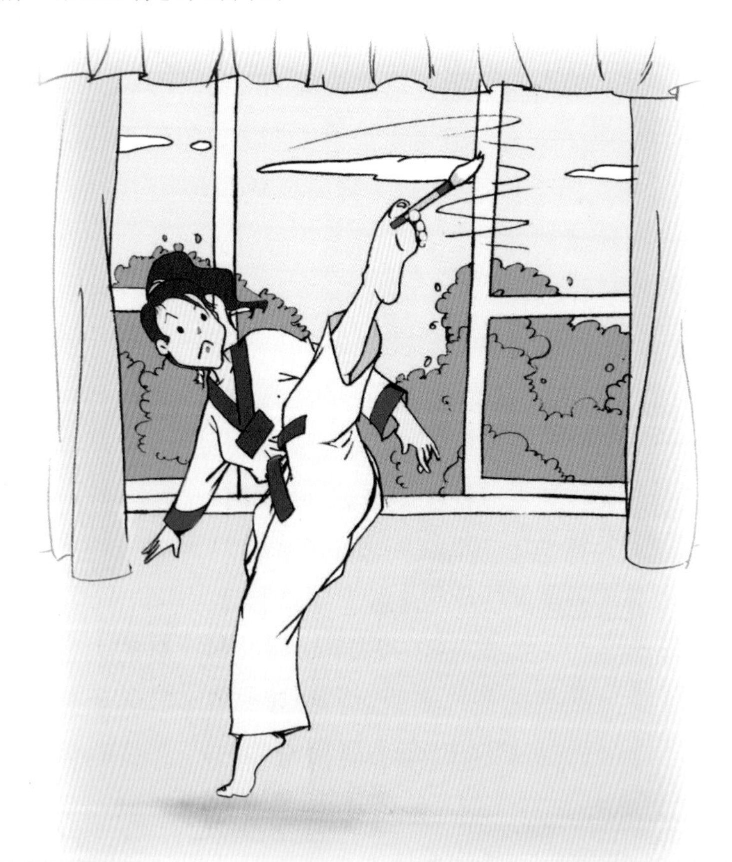

第一節

1. 跳躍觸肘

立姿，雙腳原地交替做小跳躍，兩手臂彎曲向側上抬，使兩手指觸及兩側肩峰。兩臂分開時應向兩側儘量張開，並使側上臂提起超過水平線。兩臂在胸前合攏，使兩肘尖相觸及。

2. 側躍

雙腳原地做小跳躍，同時雙手自然地由體側向上揮起至胸前。右腳向左側跨步點地，同時，兩手向右側揮擺。接著左腳向右側跨出點地，同時兩手向左側揮擺。然後，再重複上述動作一次。

3. 轉體提膝

兩腳原地做小跳躍，兩手指互握，兩手向右側揮擺，同時上體略向右側轉，再做反方向揮擺和轉體，做 8 拍。接著右膝向上提至左側小腹前，同時兩手向右上方揮擺，然後放下右腳，左腿提膝，手臂向左上側揮擺，做 8 拍。

4. 體前踢

雙腳原地做小跳躍，右腳伸直向前方踢起，同時兩臂由體側向前上方揮起至與肩平齊，並以兩手的大拇指與中指摩擦打出節拍聲。接著右腿放下，兩臂隨之放於體側。在兩腳躍起的同時，左腿向前上方踢起，兩臂向前揮起，兩手打節拍。兩腿輪流做。

5. 腳側踢

兩腳原地做小跳躍，先使右膝向上提起，並收緊小腿，同時右臂向右側上方揮起和左手下擺觸及右腳底面。接著右腳落地做反方向動作。左右膝輪流做，並與上臂動作協調配合。

第二節

1. 急推側躍

雙腳原地跳躍，兩手掌向前位於胸前，左右手交替向前推出，做 4 拍。接著兩腳仍做原地跳躍，上體稍向右扭轉，同時兩手掌位於齊腰位置，兩手做相對分合動作。再向左側轉體，兩手掌仍做相對分合動作，做 4 拍。

2. 走步側踢

邁右腳向右走步，左腳向右側跨出，跟著躍起右腿伸直向右側上方踢起，同時兩臂跟著走步做前後揮擺。接著右腿落下於左腳原側，兩臂同時上下擺動。左腳邁出側踢動作與右側相同，左、右交替。

3. 腿分合跳

兩手叉腰，兩腳併立，原地躍起，並向兩側跳開，以腳尖點地，接著屈膝反彈使兩腳躍起，兩腳收回互做內交，仍以腳尖點地。兩腳連續做躍起分開和兩腿收回相互交叉的開合動作。

4. 單躍提膝

雙腳併立，兩臂屈肘向兩側提起至與肩齊平，左前臂與上臂緊貼，手背向前，手指伸直張開，右臂向右側平舉，掌心向前，手指伸直張開。兩腳做原地小跳躍，屈右膝向腹前提起，小腿收緊，腳背面伸直下垂，同時右前臂收回至胸前，接著右腿放下還原。屈左膝上提，同時左臂向左側平舉。左、右腿和手臂交替做提膝和前臂向側伸展動作。

5. 一側提踢

全身直立，兩腳併立，兩臂下垂於體側。兩腳原地小跳躍，右腿向右側上方提起，同時兩臂由體側向上揮起至肩齊平。接著右腳向內彎起，右大腿向右側上方提起，收緊小腿。同時左手向下觸及右腳底面，右臂順勢略向上揮起。緊接著右腿伸直，經體前向上踢起至胸上方，同時左臂經體側畫圈使左手指觸及右腳背面。再使右腿和兩臂放下還原。隨即左腿向左側提起和兩臂向兩側揮起，做左側提踢動作。左、右交替做。

第三節

1. 急推拍手

雙臂屈肘在胸前，掌心向前，做手掌的向前推出動作。兩腳做原地小跳躍。在兩腳按節奏跳躍的同時，兩手掌收回在胸前擊掌。重複做三遍。

2. 提膝跳躍

兩腳併立，兩臂下垂於體側，兩腳做原地小跳躍，右膝提起，使大腿貼近小腹，小腿收緊，同時兩手大拇指和

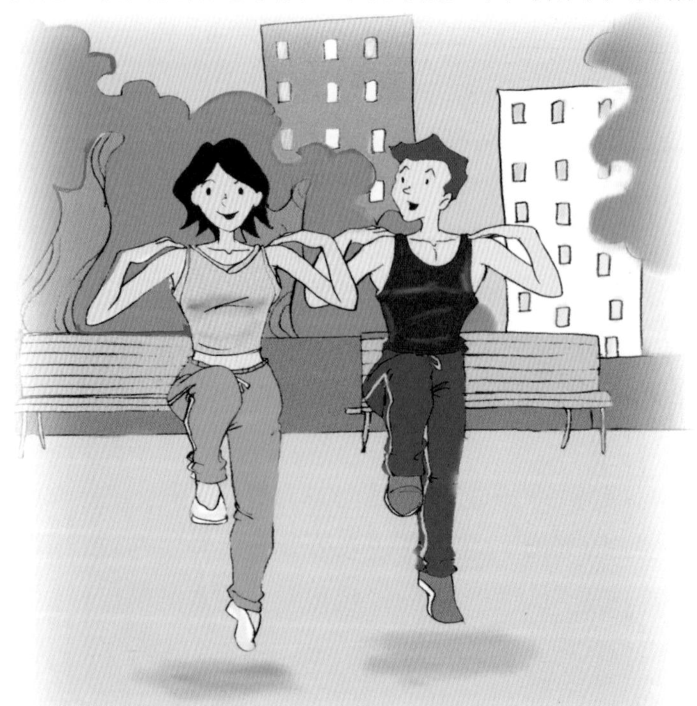

中指摩擦打出節拍聲。左右腿落下的同時，左膝提起，收縮兩腿和兩指打出節拍聲。左、右交替做。

3. 打拍側踢

雙腳原地做跳躍，左腿伸直向右側前上方踢起，同時略向左側轉體和兩臂向左上方屈肘揮起，並以大拇指和中指摩擦打出節拍聲。接著左腿和兩臂在落下的同時，做左側打拍側踢動作。左、右交替做。

4. 雙腿輪跳

雙臂下垂於體側，兩腳併立，右腿屈膝向上提起，大腿居於超水平位，同時兩手在右腿下方擊掌。右腿落下，兩臂同時向上屈肘揮動。接著右腿伸直，向上踢起，同時兩手在右腿下方擊掌。右腿落下，同時兩臂屈肘向上揮動。再使左腿屈膝抬起和直腿向上踢起，同時兩手在左腿下方擊掌。左、右交替做。

5. 側　跳

兩手半握拳，屈肘於胸前。兩腳併立。兩腳以腳尖點地做小跳躍，左、右腿交替向兩側直腿抬起擺動，同時兩手向兩側搖擺。

6. 頭上搖擺跳

雙臂伸直舉至頭頂上方，掌心相對，兩腳併立。兩腳做原地跳躍，同時在頭頂上方做左、右搖臂擺動。

7. 體前擺臂跳

兩臂下垂於體側，雙腳併立。兩腳做原地跳躍，同時在體前向左、右搖臂擺動。

8. 舉臂跳

腳併立，臂伸直舉至頭頂上，掌心相對並合攏。兩腳做原地跳躍，同時兩臂由兩側落下至全臂與肩齊平，再向上收回合攏。

9. 揮臂跳

手半握拳，兩腳併立，屈肘提起至兩肘稍高於肩位，掌心貼近鎖骨處。兩腳做原地跳躍，驅使兩臂向兩側張開至與肩齊平，手指伸直，做 4 拍。然後兩臂在胸前做向前上方揮起，手指伸直，做 4 拍。重複做。

第四節

1. 側提腿

上體後傾坐在地上，右臂屈肘使前臂和手掌著地支撐，右腿伸直，左腿屈膝使小腿置於大腿後，左手握住左小腿踝骨處。右腿伸直儘量向上抬舉，再放下還原。左、右腿重複做。

2. 直腿舉

上體右側臥地，右臂伸直貼地，頭側臥於右肩上，左臂屈肘，手掌著地支撐於體前，兩腿伸直，使左腿重疊在右腿上。隨即左腿伸直向上舉起至與地面垂直，再慢慢放下還原。左、右腿重複做。

3. 腿側屈後伸

右側臥地，右臂伸直貼地，頭側臥於右肩上，右手著地支撐，兩腿伸直，左腿重疊在右腿上。隨即使左腿屈膝

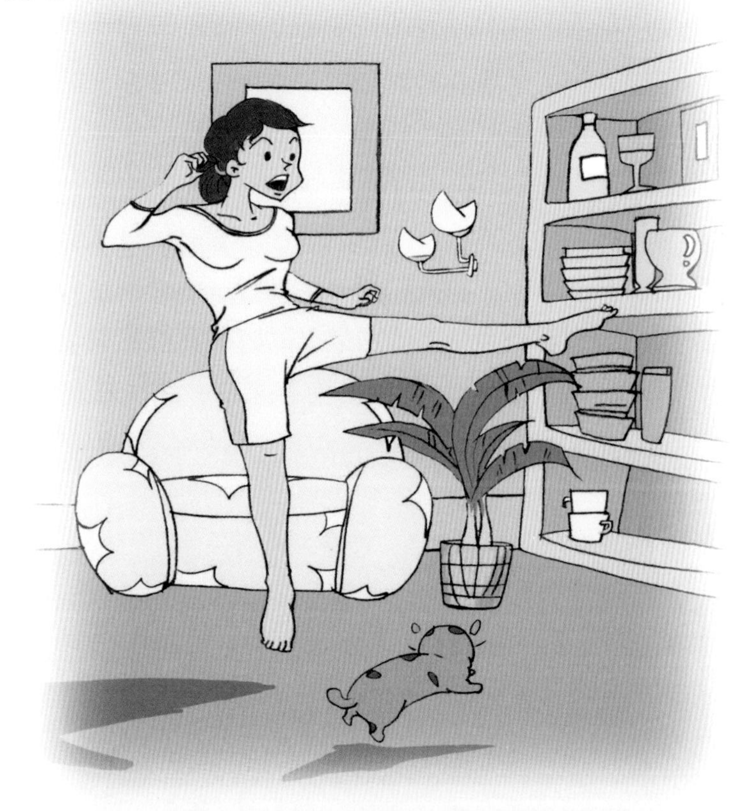

向腹前收縮，再使左腿伸直，並向後伸展。然後左腿收回重疊於右腿上。左、右腿重複做三遍。

4. 臀外轉

體姿側臥與上動作相同。隨即左腿伸直向前平舉，接著腿向後平舉。左、右腿重複做三遍。

第五節

1. 踏　車

仰臥地上，兩臂伸直置於體側，兩手放在臀下。兩腿屈膝離地提起，兩腿連續做騎自行車動作。兩腿屈膝和伸展動作幅度要大些。

2. 舉腿擊掌

仰臥地上，兩腿併攏屈膝著地支撐，兩臂伸直分開置於體側地上。左腿伸直向上踢起，同時兩臂提起兩手在左腿後方擊掌，再使兩手和左腿放下還原，然後舉起右腿做。左、右腿輪換進行。

3. 晃　腿

上體成半後傾坐姿，以兩臂和手掌著地支撐，兩手掌位於臀部下面，兩腿伸直併攏向上舉起至與地面接近垂直。隨即兩腿伸直做前後晃動動作。兩腿向前後晃腿不應超過 60°，也不要小於 30°。重複三遍。

4. 剪　腿

半後傾坐同上，兩腿伸直向兩側劈開，再會攏並相互交叉，兩腿劈開約 90°，重複多做幾次。

第六節

1. 支撐提腿

雙手向後支撐在地上。臀部抬起離地，左腿彎曲，小腿垂直支撐在地上，右腿伸直以腳跟點地。隨即右腿伸直向上舉起後再放下還原，做 8 拍。然後再換右腿屈膝支撐，左腿伸直向上舉起和放下，再做 8 拍。

2. 舉腿坐起

仰臥地上，兩臂伸直置於體側按地，兩腿併攏伸直向上舉起至與地面垂直。隨即腹部收縮使頭和兩肩向上抬起，同時兩臂伸直向腿後伸拉，再仰臥還原。重複做。

3. 屈膝坐起

仰臥地上，兩臂伸直置於體側，兩腿併攏屈膝向腹部收起至大腿與地面和大腿與小腿部互呈 90°。隨即以腹部收縮的力量，使頭和肩向上抬起，兩臂上提後伸，同時兩腿向胸、腹處收縮，再使上體、兩臂和兩腿回原位，重複做幾次。

4. 俯臥撐

俯臥地上，兩手著地支撐，兩臂伸直並垂直於地面，兩手間距與肩同寬。兩腿併攏，以兩膝蓋著地支撐，小腿收起，使腳跟貼近臀部（或兩小腿放下貼地），頭稍抬起，挺胸收腹緊腰。隨即屈臂使兩肩膀和上體胸部下降，再兩臂用力撐起。兩臂屈伸和肩、胸下降的深度可逐漸加深。開始時，可下降四分之一，再加深下降至二分之一，直至使兩臂全屈為止。

滑輪拉力器鍛鍊法

此鍛鍊法是指人們用滑輪拉力器作為健身器械，以達到改善血液循環的狀況、鍛鍊周身肌肉、健身美體目的的一種方法。

滑輪拉力器，一般是由金屬包膠塊、鋼絲繩索、握把手、滑輪、金屬架組裝而成。它是用金屬架固定安裝，以金屬包膠塊為阻力源的。金屬包膠塊的重量有 5 千克、7.5 千克、10 千克三種規格。鍛鍊者可根據自己實際情況，增減金屬包膠塊的數量，以達到健身之效。

1. 立姿單臂拉

立姿，側對滑輪拉力器，雙腳開立，與肩同寬，抬頭

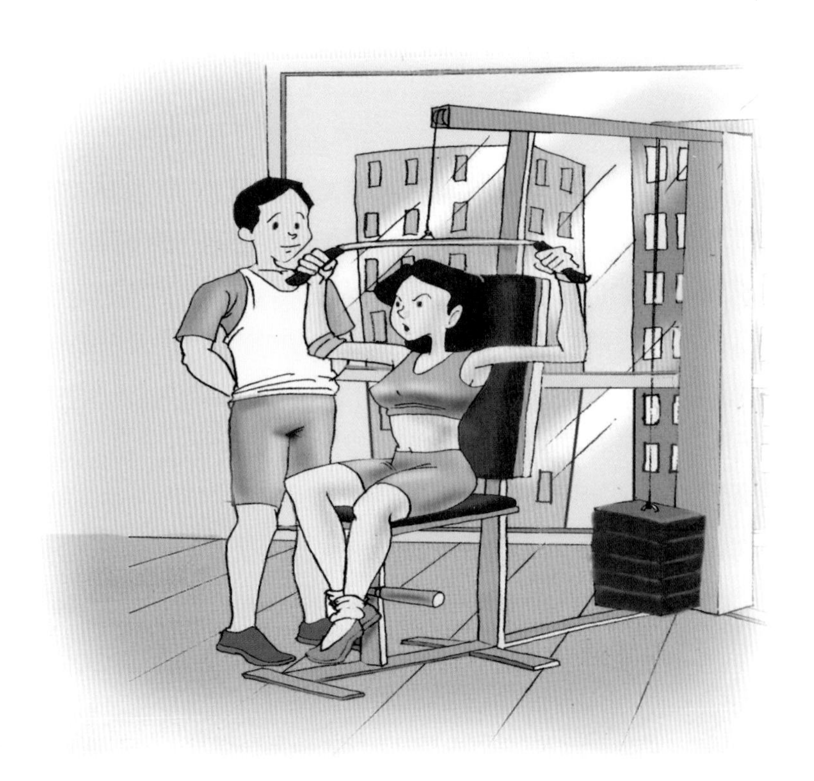

挺胸，收腹緊腰。右臂屈肘叉腰，左臂伸直向左側平舉，左手握住滑輪拉力器的把柄，隨即吸氣，左臂伸直向右側平牽拉至左臂向右側平舉，稍停 1～2 秒鐘。然後呼氣，緩慢退讓還原。左、右手交替各做 6 次。

然後，立姿，面向滑輪拉力器站立，身體正直，抬頭挺胸，收腹緊腰。右臂伸直前平舉，左手托住右臂肘關節處，右手握住滑輪拉繩的把柄，手心朝上，虎口向外。隨即吸氣，右手臂屈肘向上提拉至右手置於肩上，稍停 1～2 秒鐘。然後呼氣，緩慢退讓還原。左、右臂交替進行，各做 6 次。

2. 立姿雙臂拉

立姿，側對滑輪拉力器，身體正直，雙腳開立，與肩同寬，抬頭挺胸，收腹緊腰。兩臂伸直斜上舉，兩手分別握住滑輪的把柄。隨即吸氣，兩臂伸直用力向體側斜下拉壓至兩手心觸及髖部，稍停2～3秒鐘，然後呼氣，緩慢退讓還原，重複做6次。

立姿，換成面對滑輪拉力器，雙腳開立，與肩同寬，身體正直，抬頭挺胸，收腹緊腰。兩臂伸直前平舉，兩手握住滑輪的兩個把柄。隨即吸氣，兩手臂同時向上提拉舉起至兩臂伸直於頭頂，手心朝前，虎口相對，稍停1～2秒鐘。然後呼氣，兩臂伸直緩慢向下壓拉至體側後方，手心朝上，稍停1～2秒鐘，反覆做6次。

3. 坐姿雙臂拉

坐姿，背向滑輪拉力器，上體正直，抬頭挺胸，收腹緊腰。兩臂伸直上舉，雙手分別握住滑輪拉力器的兩個把柄。隨即吸氣，兩臂用力從頭上方位置垂直向下牽引滑輪拉繩橫槓至胸前，稍停1～2秒鐘。然後呼氣，緩慢退讓還原。重複練習6次。坐姿，背向滑輪拉力器，坐在凳子上，上體挺直，抬頭挺胸，收腹緊腰。兩臂上舉，雙手分別握住滑輪拉繩的兩個把柄。隨即吸氣，兩臂用力從頭上方位置垂直向下牽引滑輪拉繩把柄至頸後與肩齊平，稍停1～2秒鐘。然後呼氣，緩慢退讓還原。重複做6次。

4. 仰臥雙臂拉

仰臥在長凳上，背向滑輪拉力器，上體平穩，挺胸沉肩，收腹緊腰。兩臂伸直置於頭頂斜上方，兩手分別握住滑輪拉繩的兩個把柄，隨即吸氣，兩臂伸直用力向腹部前下拉壓，直至兩手觸及腹部，稍停 1～2 秒鐘。然後呼氣，緩慢退讓還原。重複練習 6 次。

仰臥在長凳上，面向滑輪拉力器，上體平穩，挺胸沉肩，收腹緊腰。雙臂屈肘胸前交叉，手心朝下，兩手分別握住滑輪拉繩的兩個把柄，隨即吸氣，兩臂用力伸肘向身體兩側牽引，直至兩臂伸直側平舉與肩齊平，手心朝向胸部，稍停 1～2 秒鐘。然後呼氣，緩慢退讓還原。重複做 6 次。

5. 屈體雙臂拉

背向滑輪拉力器站立，兩腳開立，與肩同寬，抬頭挺胸，收腹緊腰。上體後仰，兩臂伸直上舉，上臂屈曲固定在頭兩側，兩手正握住滑輪拉繩兩個把柄，手心朝上，虎口相對。隨即吸氣，上體用力前屈，同時兩臂隨上體牽拉滑輪拉繩把柄，至肘尖部低於膝關節，稍停 1～2 秒鐘。然後呼氣，緩慢退讓還原。重複做 6 次。

接著，面向滑輪拉力器，雙腿開立，與肩同寬，上體前屈，兩臂伸直前平舉，雙手分別握住滑輪拉繩的兩個把柄，手心向下，虎口相對。隨即吸氣，兩臂伸直用力向下拉壓並向後拉引至體側後上方，手心朝上，稍停 1～2 秒鐘，然後呼氣，緩慢退讓還原，重複做 6 次。

6. 立姿直腿拉

立姿，側對滑輪拉力器單腿站立，右手叉腰或自然下垂，左腳踝套上拉力器牽引繩，挺胸收腹，身體直立。吸氣，直腿貼身向內側上提拉舉，交叉於體前，直至不能再高舉時為止，稍停 1～2 秒鐘，然後呼氣，直腿緩慢退讓還原。重複 6 次。

立姿，側對滑輪拉力器姿勢不變，單腿站立，左手扶住固定物，右腳踝套上拉力器牽引繩把柄環，挺胸收腹，身體直立。吸氣，直腿向體側外牽拉拉力器牽引繩，稍停 1～2 秒鐘。直腿緩慢退讓還原。重複做 6 次。

練習滑輪拉力器注意幾點：

1. 初練者，每種動作做 2～3 次，以後加至每個動作做 6 次，甚至更多些。每天一次，每次練習 15 分鐘，堅持數月。

2. 初練者，應以輕量金屬包膠塊練起，以後再逐漸增加重量。

3. 採用滑輪拉力器鍛鍊前，要選好金屬包膠塊的數量與重量，可根據自己的體格、年齡、性別來選擇。

4. 孕產婦，患有心臟病、血壓高等重病者不宜採用該法練習。

旋轉器鍛鍊法

旋轉器又稱健身盤或圓盤，它是一個直徑為 30 公分的圓形轉盤。人在上面或站、或蹲、或坐，透過各種動作帶動圓盤旋轉，不僅可使全身肌肉得到鍛鍊，還可使鍛鍊者神經放鬆，機體新陳代謝恢復正常，促進血液循環。

圓盤的一個顯著特點是不占地方，簡便易行，頗具情趣。現在很多社區公園都有這類運動器材。

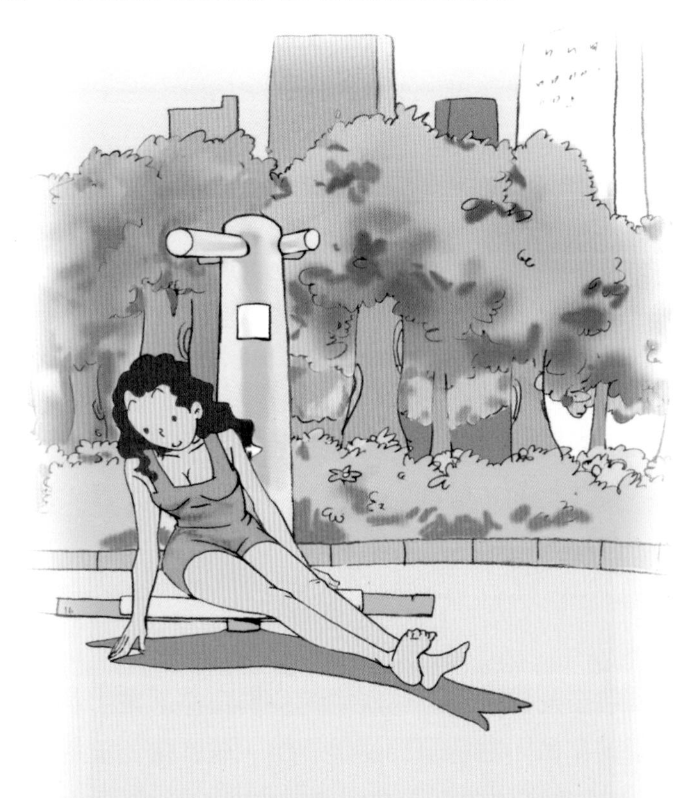

具體鍛鍊方法為：

第一節

鍛鍊者並腿站在圓盤上，兩臂自然下垂。髖部向右扭動，圓盤右轉，兩臂隨之左擺；然後向反方向做相同動作。做此動作時，兩臂也可上舉或放在頭後。

第二節

屈膝半蹲在圓盤上。兩腿向右扭動，圓盤右轉，兩臂隨之左擺；然後向反方向做相同動作。也可全蹲做此動作。

第三節

屈膝半蹲在圓盤上，兩手撐地面。兩手推撥地面，使圓盤左轉，上體保持正直，兩臂側平舉；圓盤停轉後向反方向做相同動作。

第四節

鍛鍊者並腿站在圓盤上，上體前屈，兩臂自然垂於體前。兩手撥離地面，使圓盤左轉，兩手隨即握足踝；圓盤停轉後，向反方向做相同動作。

第五節

左腳站在圓盤上，右腿離地，兩臂自然下垂。右腳蹬地，使圓盤左轉，右腿隨即屈膝上抬，兩臂張開維持身體平衡；然後換腿向反方向做相同動作。

第六節

坐在圓盤上，兩腿離地伸直。兩手撐地，使圓盤左轉，兩臂側平舉；圓盤停轉後，向反方向做相同動作。

第七節

仰臥在圓盤上，屈膝團身。兩手推撥地面，使圓盤左轉，隨即兩手抱膝；圓盤停轉後，向反方向做相同動作。

第八節

鍛鍊者並腿站在圓盤上，兩臂側平舉。兩腳在圓盤一側移動踏蹬，使圓盤左轉，同時兩臂下落體側；然後向反

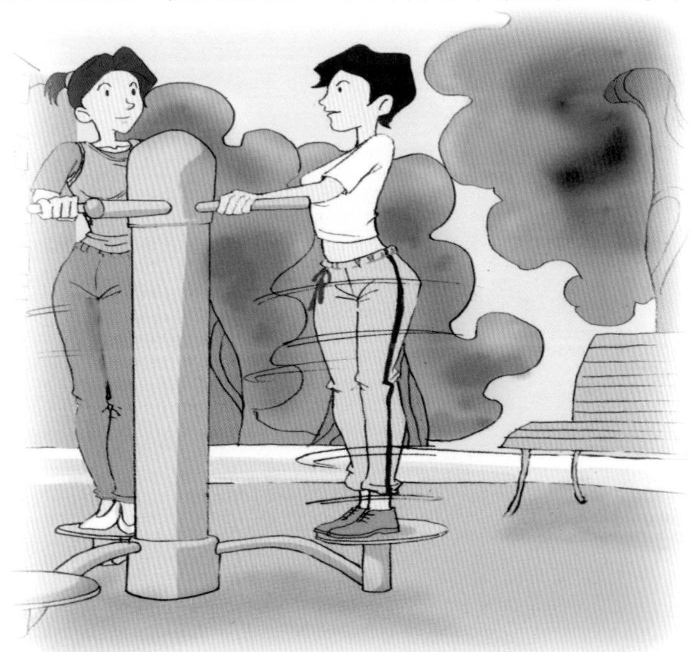

方向做相同動作。

水上運動健身法

1. 水上運動健身操

水上運動健身操屬水上休閒運動項目的一種。人們從事水上運動，可消除肌肉疲勞，使緊張狀況充分緩解。利用水中的壓力和阻力，做肢體和深呼吸鍛鍊，可增強全身的血液循環，改善大腦的供氧狀況，進而使人精力充沛、青春煥發。

第一節　划水

水中立姿，水深至肩部，頭部挺直，雙手臂在胸前伸直，手掌朝外側，雙臂用力向外划水，收於體側，然後再伸直划水，反覆做 12 次。

第二節　轉體

立姿站在齊腰深的水中，雙手叉腰，身體向一側轉動，吸氣，接著還原呼氣。然後再換向另一側轉體，吸氣，還原呼氣。反覆做 12 次。

第三節　繞髖

立姿站於齊腰深的水中，雙手抓住池邊扶手，做臀部環繞運動，先向左側環繞 6 次，然後再向右側環繞 6 次。

第四節　下蹲

立姿站於齊腰深水中，兩手扶住池邊扶手，吸氣，膝部彎曲，做下蹲動作，呼氣，身體還原。反覆做 12 次。

第五節　行走

立姿站於水中，水深至膝部以上，單手扶池邊扶手，在水中行走 12 步，然後轉身，換另一手扶池邊扶手，再走 12 步。

第六節　打水

坐在池邊，雙腳放在水中，雙手按住池邊撐住身體。兩腳伸直，雙膝微屈，雙腳上、下交替打水，左、右腳各打水 12 次。

第七節　提踢

站於齊腰深水中，手扶池邊扶手，左腿直立站穩，右腿上提，大腿部與腹部成直角，接著右側小腿向上做踢腿動作。然後換左腿再做同樣提踢動作。左、右腿各做 12 次。

第八節　踩水

立於水中，水深至頸部，雙腿收縮，然後下蹬，雙腳同時做踩水動作。左、右腳各踩水 12 次。

2. 冬　泳

冬泳是指冬季氣溫 0℃以下在天然水域進行游泳鍛鍊的一種運動方法。

① 冬泳的作用

冬泳對人體有很好的健身防病的作用。寒冷的冬季下水游泳需要堅強的毅力，冷水刺激周身的血管、神經，使人心曠神怡，有助於培養樂觀的性格；同時，對人的神經系統、心血管系統、呼吸系統、消化系統有著積極影響，具有極佳的強身作用。

冬泳還對人體會產生一系列的生理反應。

第一是寒冷階段。剛進入冰水，體表血管收縮，血液

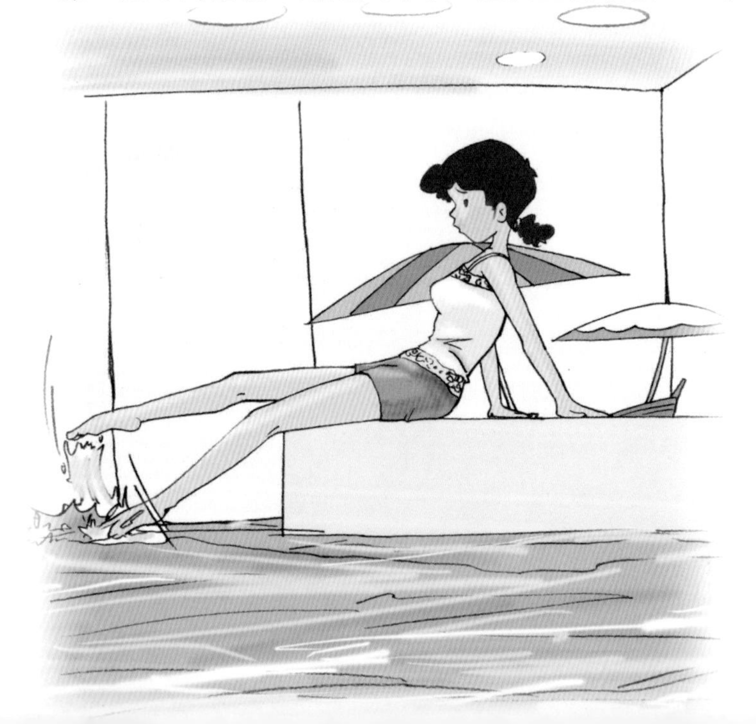

被擠向心臟，循環血液量減少，皮膚變得蒼白，身體感到寒冷，手腳麻木。第二是溫暖階段。在神經系統的支配下，各器官系統積極活動起來，體表血管擴張，血液循環加快，血液又回到體表血管，熱量增加，身體逐漸感到暖和。所以，冬泳者出水時，常可看見熱氣從其皮膚蒸發出來。此時冬泳者會覺得溫暖舒適。此階段根據人的體質狀態和鍛鍊持續時間長短不一。第三是寒戰階段。此時周身會出現惡寒，全身顫抖，皮膚青紫，骨骼肌收縮，運作不靈活，嚴重者會引起抽筋、痙攣。冬泳者應在寒戰階段出現前結束冬泳鍛鍊。

② 冬泳的鍛鍊方法

第一，準備工作。

從夏季開始堅持每天以冷水擦身，或進行冷水浴，提高機體對寒冷的抵抗力。做一些身體鍛鍊，如跑步、打球，增強體質。

冬泳前要塗些防寒油或潤膚霜，並準備好毛巾及上岸穿的防寒服。下水前要做身體準備活動，使全身關節、肌肉均活動充分，並搓擦全身皮膚使之發熱。

第二，冬泳技法。

初次練習冬泳者，下水游泳時間不宜太長，游 2～3 分鐘，在寒戰階段出現前出水上岸，擦乾身體上的水，穿衣保暖。不可與別人攀比，爭強好勝，進行不適當的比賽。以後經過多日練習可適當延長下水冬泳的時間，但每次不宜超過 5 分鐘。可採用下水游 5 分鐘，上岸穿衣保暖 5 分鐘，再下水游 5 分鐘，最後結束本次冬泳的方法（注意：若第一次下水游 5 分鐘後，感到身體不適，就不宜再下水游第二次）。

冬泳次數以隔日 1 次，每週 3～4 次為宜。冬泳鍛鍊貴在堅持，若能在寒冬季節一直按上法堅持鍛鍊，必然會收到健身效果。

3. 水上運動注意幾點

① 水上運動健身操，必須在人工泳池中進行，且不宜到深水區進行鍛鍊。鍛鍊應儘量做到手扶池壁上扶手，以免滑倒。

② 練習冬泳必須從夏天開始進行冷水浴，以逐步提高機體對寒冷的抵抗力，且應幾個人結伴一起鍛鍊。

③ 冠心病、腎炎、皮膚病及嚴重疾病患者不宜進行冬泳鍛鍊。

手指運動療法

機動車在發動、行駛時，都在不停地振動，駕駛者的全身尤其手腳受到的振動較大。開車時間一長，手部末梢血管和肌肉可產生痙攣，表現為手麻、手痛、手脹、手涼等症狀，嚴重時還可引起手腕及手指關節的骨質增生，甚至關節變形。為了避免這些情況的出現，開車族可採用手指運動療法。

手指運動療法的具體步驟如下：

第一節

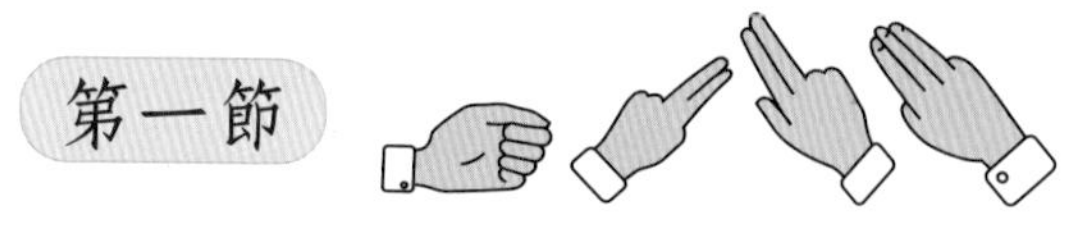

鍛鍊者坐在椅子上，雙手放在胸前，手指朝上，接著手指回收握拳。右手從小指開始，依次展開手指，直到五指均展開為止。然後左手亦從小指開始，依次展開手指，待十指都展開後，再回收握拳。

如此反覆操作 10～12 次，注意操作時，展指速度宜適中，不能太快，也不能太慢。

第二節

鍛鍊者用右手拇指及食指，捏住左手拇指，從指根向指尖方向捏揉手指，約揉 6 秒鐘。然後依次捏揉食指、中

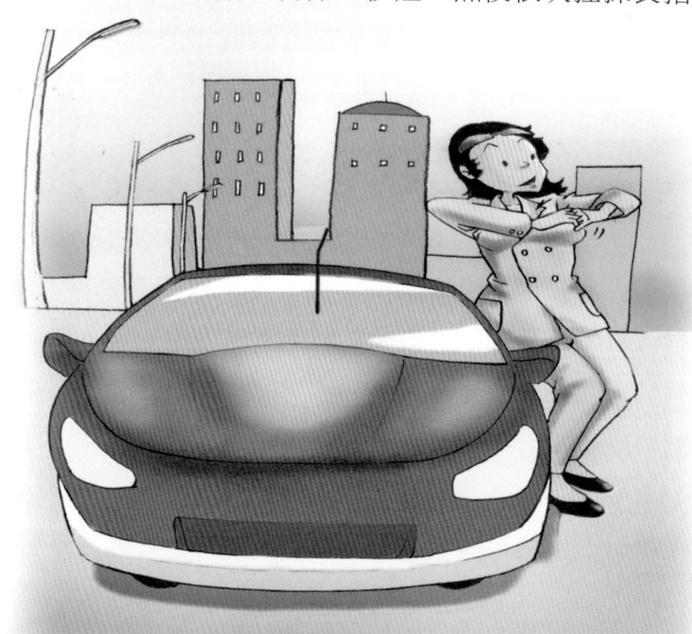

指、無名指、小指，方法同拇指。左手捏揉後，再用左手拇指、食指捏住右手拇指，從指根向指尖方向捏揉，約捏揉6秒鐘，接著再捏揉其他手指，方法相同。

在捏揉手指時，注意用力宜輕柔，不能用力過猛，以手指微微發熱，舒適為度。

第三節

鍛鍊者用右手拇指指腹壓住食指端，然後被壓住的食指用力彈擊，接著再用拇指壓住食指，再用力彈指，反覆做10～12次。接下來按中指、無名指、小指的順序，每指各彈指10～12次。最後用食指壓住拇指端，依前法彈拇指10～12次。

彈完右手後，再彈左手五個手指，方法同前，每個手指也各彈10～12次。注意練習彈指被壓的手指應用力伸開，動作連貫，彈指與收回手指的速度都應較快。

第四節

鍛鍊者用右手拇指與食指捏住左手拇指，按順時針方向旋轉6次，再按逆時針方向旋轉6次。接下來再按上法分別捏住左手食指、中指、無名指、小指旋轉。

然後，再用左手拇指與食指捏住右手拇指，按順時針及逆時針方向各旋轉6次，隨後再依次旋轉右手食指、中指、無名指、小指，旋轉的方向與次數同前。需要注意的是，旋轉手指時不可用力太猛、幅度太大，宜輕柔一些。

第五節

鍛鍊者雙手掌在胸前合攏，手掌對手掌，五指分開。先用右手拇指壓左手拇指，壓至不能再下壓為止，再依次用右手食指、中指、無名指、小指壓左手相對應的手指，每個手指反覆壓 10～12 次。

接下來再換用左手拇指、食指、中指、無名指、小指壓右手相對應的手指，每個手指亦反覆壓 10～12 次。注意操作時，手法宜輕柔，不可用力過大、過猛，以免造成手指受傷。

第六節

鍛鍊者用右手食指彎曲鉤住左手拇指，接著稍用力向回拉，反覆拉 10～12 次，然後，再用右手食指拉左手食指、中指、無名指、小指，每個手指也反覆拉 10～12 次。

隨後換左手食指彎曲鉤住右手拇指，再拉 10～12 次。右手其餘四指也按此法拉 10～12 次。注意拉手指時，用力宜適中，不可突然用力或用大力拉指。

第七節

鍛鍊者用右手拇指按揉左手掌心部位，右手其餘四指放在手背上，按揉時先按順時針方向按揉 10～12 次，然後再按逆時針方向按揉 10～12 次。

接下來，再用左手拇指按揉右手掌心部位，亦是先按順時針再按逆時針方向各按揉 10～12 次。按揉手法以中度為好，按揉至掌心發熱時療效最佳。

第八節

鍛鍊者右手掌用力握住左手掌後，快速放開，再用力握掌，如此反覆 10～12 次。然後換成左手掌用力握右手掌，快速放開，再用力握掌，反覆 10～12 次。

注意不管是右手握左手，還是左手握右手，均應用力，放開時應迅速，只有這樣才能達到運動療法的目的。

腦和手的關係是非常密切的。科學研究證明，手指運動，不但可促進血液循環及人體新陳代謝，而且還可調節腦神經，消除大腦疲勞及緊張情緒。所以，鍛鍊者應每天堅持做手指運動，以促進身體健康。

開車族的隱形健身操

開車族往往工作繁忙，沒時間鍛鍊身體，致使許多人抗病力下降，經常患感冒、頸椎病、疲勞綜合徵、腰肌勞損、失眠、頭痛等疾病。

有沒有什麼鍛鍊方式，只要在汽車內就能達到健身的目的呢？答案是肯定的，這種鍛鍊方式就是隱形健身操。

所謂「隱形健身操」是指不被人覺察的一種健身操。其練習方法為：

1. 閉目轉動眼球，先按順時針轉動 6 次，再按逆時針轉動 6 次。然後睜開眼睛向窗外遠處綠色草坪或樹木眺望 2～3 分鐘。這樣有保護眼睛、調節視力的作用。

2. 將全身分為若干段，然後分段放鬆。先自上而下進行放鬆。其順序為：頭部→頸部→兩上肢→胸腹→背腰→兩大腿→兩小腿。接著再採用倒行放鬆的方式，自下而上分段放鬆。依次為：兩腳→兩小腿→兩大腿→臀部→腰背部→腹胸部→頸部→頭部。連續做 3 個循環。這樣做對消除緊張情緒及身體疲勞有益。

3. 採取腹式呼吸，吸氣放鬆腹肌，呼氣時收縮腹肌，如此反覆做 3 分鐘。一般可起到增加腸胃蠕動，促進機體新陳代謝，減肥美體的作用。

4. 坐在椅上，緩慢地用力挺胸，使雙肩向後張開，恢

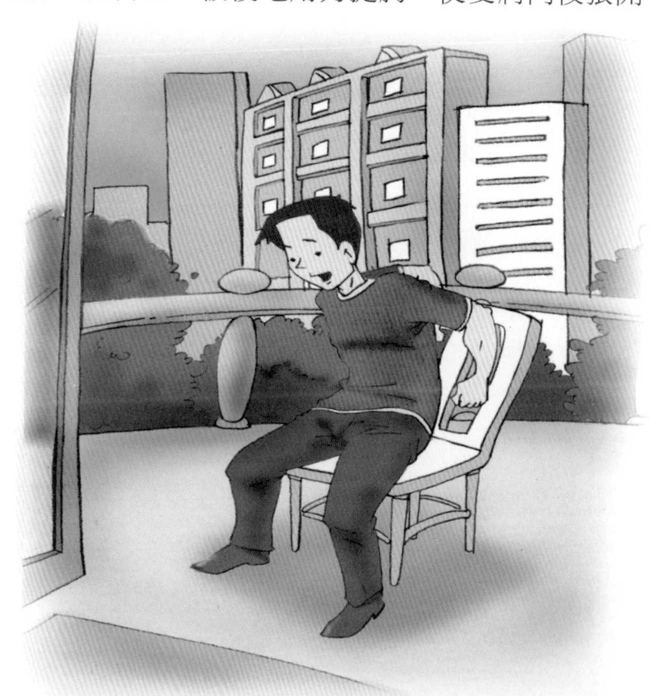

復原狀後再反覆做 10～12 次。然後做聳肩動作，左、右肩各做 12 次，能起到提高肺部生理功能和防治頸椎病、肩周炎的作用。

5. 雙手放在大腿上，掌心向上用力握拳，然後按拇指、食指、中指、無名指、小指的順序依次伸開手指。反覆做同樣的動作，左、右手各做 12 次。一般可緩解手部肌肉疲勞、促進血液循環。

6. 坐在椅上，抬起腳尖，同時用力收縮小腿及大腿肌肉，然後，用力抬起腳跟，繼續做小腿及大腿肌肉收縮動作，再放鬆。如此反覆做 5 分鐘，可以改善腿及腳部的血液循環狀況。

上述動作可連貫起來練習，每次 15 分鐘，可上、下午各做一次。

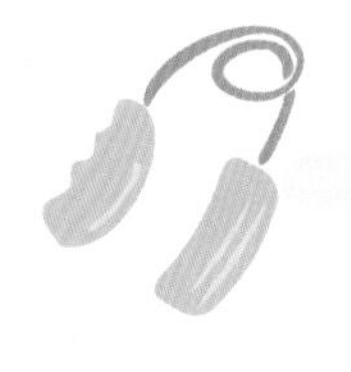

拉力帶運動操

這套拉力帶運動操適合於長期開車的駕駛者朋友。

拉力帶可以利用彈性塑膠軟管或橡膠帶製成。彈性塑膠軟管，一般用直徑 10～20 毫米粗細的圓管，橡膠帶式拉力帶的厚度在 3～6 毫米。用不同直徑、厚度、寬度和長度的彈性塑膠軟管或橡膠帶等製成的拉力帶，其強度也不同，因此，彈性塑膠軟管和橡膠帶的直徑和寬度、厚度等應根據鍛鍊的次數和鍛鍊的要求來選擇。

做此鍛鍊，可增強內臟器官的功能，促進全身的血液

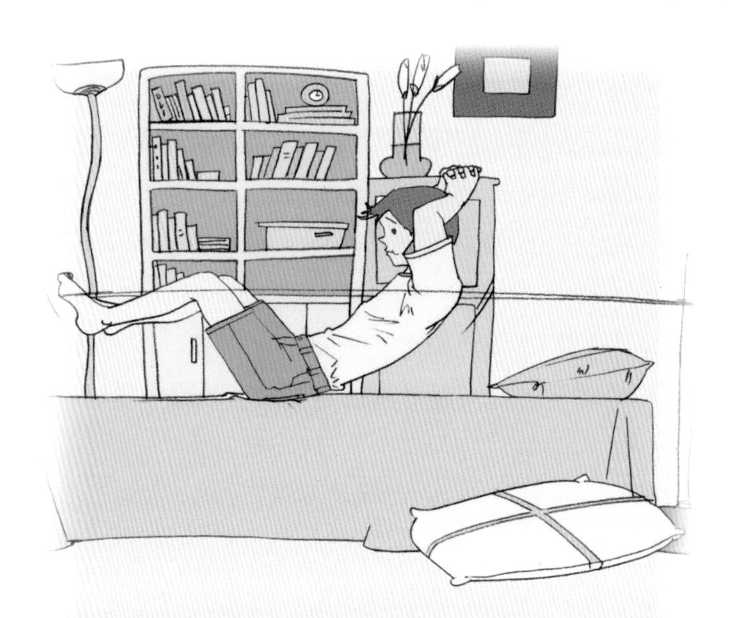

循環和經絡的暢通，減少各種疾病的發生，並可消除因長期坐著而堆積的脂肪。

第一節　臂前彎舉

預備式：兩腳開立與肩同寬，兩膝稍屈，右手叉於腰間，左手握住拉力帶把，位於左腿前，左臂自然伸直。帶的另一端位於膝下。

1. 吸氣，左手握把向上彎起至左肩前，稍停。
2. 呼氣，慢慢使左手伸直還原。

上述動作連續做 6 次，然後換右手，動作相同。

第二節　臂前伸

預備式：面對拉力帶，左腳在前，右腳在後站立，兩膝稍屈，右手叉腰間。

1. 左臂全屈，上臂高抬與肩齊平，肘尖向前，左手掌心向上握住拉力帶把，位於左肩峰上。

2. 帶的另一端與肩齊高。隨即吸氣，左手向前伸直全臂，稍停。

3. 再呼氣，左手慢慢向上還原。

4. 左臂完全伸直，慢慢屈肘至上，上臂與小臂呈 90°，稍停。

5. 還原 4.。

第三節　上後拉臂

預備式：左腳在前，右腳稍後站立，兩膝稍屈，右手叉於腰間，左手握住拉力帶把向前上方舉起至左臂伸直與地面呈 45°。

1. 帶的另一端與肩同高，隨即吸氣，以臂部的力量，使左臂向頭頂後上方拉引，稍停。

2. 呼氣，慢慢放鬆肩部向前還原。

3. 左臂高舉於頭頂後上方的位置，慢慢向前至左臂伸直，再向左後上方拉引。

4. 換右臂，同 1.～3.動作相同。

第四節　前平下拉

預備式：兩腳平行開立與肩臀同寬，兩膝稍屈，右手叉於腰間，上體稍右轉 10°～15°，左手握住拉力帶把向左前方舉起至與左肩齊高，帶的另一端與肩同高。

1. 吸氣，左肘稍屈向下拉引，拉引的同時使體左後側，這時應感到背闊肌完全收緊，稍停。

2. 呼氣，左臂慢慢向前上方還原，左右手交替做。

第五節　側平上舉

預備式：兩腳開立比肩稍寬，兩膝稍屈，右手叉於腰間，左手握拉力帶把於左體側大腿上部齊高處，帶的另一端位於膝部高度。

1. 吸氣，左手握把直臂向側上方提起至比左肩稍高位（不超過 15°），稍停。

2. 呼氣，慢慢放下還原。

3. 左臂在高舉位慢慢放下至肩水平以下 10°左右（拉力帶還處於張緊狀態），再直臂向上提起。左右臂交替練。

第六節　側下拉帶

預備式：兩腳開立比肩稍寬，兩膝稍屈，右手叉於腰間，左手掌心向下握拉力帶把向左側平舉，帶的另一端與肩齊高。

1. 吸氣，臂伸直，直拉下至小腹前（稍屈肘）。

2. 呼氣，慢慢循原路抬起還原。左右手交替練。

第七節　腿部屈伸

預備式：仰臥在地上，左腿屈膝著地支撐，左腳抵住牆邊，右腿抬起至腹上，兩手互握於右膝彎處，右膝彎曲使大腿與小腿約呈直角狀態，把帶套在右腳上，帶的另一端離地約 30 公分。

1. 呼氣，用力伸直大腿。

2. 呼氣，慢慢屈膝還原。

3. 右腿由伸直做屈膝少許（拉力帶仍處於張緊狀態）即伸直。左右腿交替練。

第八節　俯臥腿彎伸

預備式：俯臥在地上，左腿伸直以腳尖抵住牆邊，屈右膝使小腿與地面呈 45°，拉力帶繞繫於右腳踝。帶的另一端離地約 30 公分。

1. 吸氣，收縮右小腿，慢慢向臀部彎曲。

2. 呼氣，慢慢使右小腿後伸還原。

3. 右小腿放鬆至與地面成直角狀，再使小腿向臀部彎曲。左右腿交替練。

第九節　腿內拉帶

預備式：右腿伸直站立，左腿懸空，右手叉於腰間，左手扶在左側牆上或立柱上，左腿向左側懸空約 15°，左腳踝繞套上拉力帶，帶的另一端離地約 30 公分。

1. 吸氣，左腿挺直貼身向右側拉引，直至極限為止，稍停。注意不要使髖關節向側面轉。

2. 呼氣，慢慢直腿回原位。

3. 左腿由拉引極限位慢慢放回一半，即貼身直腿再向右側拉引。左右腿交換練。

第十節　腿側拉帶

預備式：左腿伸直站立，左手扶在左側牆上或立柱上，右手叉於腰間，右腳踝繞套上拉力帶，並直腿交叉於左腿前，帶的另一端離地約 30 公分。

1. 吸氣，右腿挺直貼身體向前右側拉引，直至極限為止，稍停。注意直腿向側拉引時，以髖關節為轉動支點，上體不要隨之擺動。

2. 呼氣，慢慢直腿貼身往體前回原位。

3. 右腿由極限拉引位慢慢放回一半（拉力帶仍處於張緊狀態），即直腿向右側拉引。左右腿交替練。

第十一節　腿後拉伸

預備式：左腿伸直站立，左手扶在身前牆上或立柱上，右手叉於腰間，右腳踝繞套上拉力帶，直腿向前抬起約 15°，帶的另一端離地約 30 公分。

1. 吸氣，右腿挺直向身後拉引到極限，這時應感到臀部肌肉完全收縮，動作要求同上，上體不能向前搖擺，應始終保持挺直站立姿勢。

2. 呼氣，慢慢直腿放鬆向前回原位。左右交替練。

第十二節　仰臥腹彎伸

預備式：仰臥在地上，兩手互握於頸後，兩腿併攏彎曲使大腿與小腿呈直角，小腿與地面平行，拉力帶繞套在兩腳背上，帶的另一端繫在身後，與膝蓋高度相同。

1. 呼氣，腹部收縮用力彎伸，使上體和兩腿同時向上彎起。

2. 吸氣，慢慢使上體和兩腿同時還原。然後全身俯臥（兩肩不離地），以下腹部的收縮力使兩腿向內拉引至極限，再慢慢放鬆兩腿還原。連續做 10～20 次。

注意事項

1. 橡膠帶、塑膠軟管的一頭可用竹管或硬塑膠管做一個手握把，另一端可根據鍛鍊要求的高度牢固地捆紮在立柱上或閘檔中。

2. 鍛鍊前應先做 10～15 分鐘活動關節的運動操或跑步、跳繩等。鍛鍊結束後應做 5～10 分鐘的放鬆活動。使肌肉內積存的乳酸儘快代謝。

3. 十二節動作要按順序進行。每週鍛鍊 2～3 次。

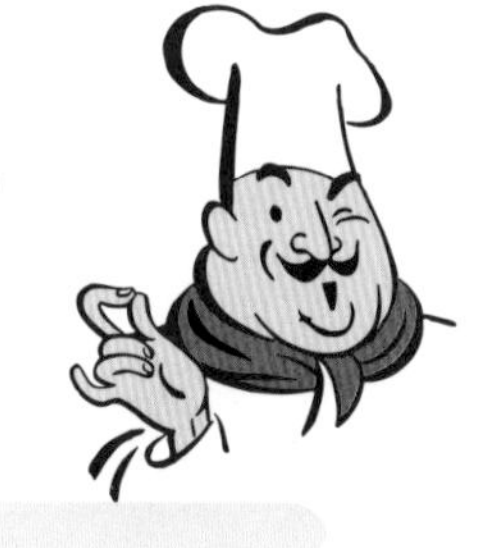

三、開車族飲食療法

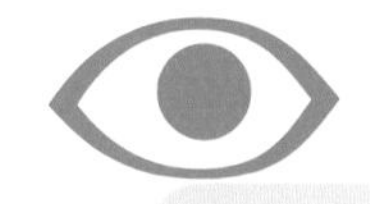

明目食療方

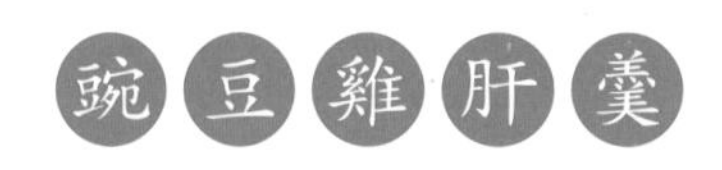

豌豆雞肝羹

【原料】鮮豌豆 50 克，雞肝 150 克，食鹽少許，蔥薑末各 5 克，米醋適量，料酒 10 克，味精 1 克，水澱粉適量。

【製法】

（1）雞肝洗淨切成小片，鮮豌豆洗淨，分別入沸水鍋中燙熟，撈出瀝水，放入湯盆中。

（2）鍋置火上，倒入適量清湯，加入蔥薑末、鹽、醋、料酒煮沸，撒入味精，下水澱粉勾芡調成羹，澆入盛雞肝的湯盆，調勻即成。

【功效】雞肝又名鳳肝，味甘、性微溫，有滋補肝腎之功。故開車族食之，可益肝明目，防止視力減退，肝虛目暗，頭暈眼花者食之尤宜。

現代營養學家研究證明，維生素 A 含量最高的食物就是雞肝，維生素 A 具有維持眼部細胞組織、角膜正常功能的作用，補充維生素 A 可防治乾眼病、眼部疲勞症。鮮豌豆性味甘平，有益氣和中，利濕的作用。據報導，鮮豌豆富含多種維生素及人體所需的微量元素，食之有益胃健身的功效。

此羹特點：色澤悅人，營養豐富，味道鮮美。

【原料】乾菊花 9 克，青魚肉丸 150 克，米醋少許，蔥薑末各 5 克，食鹽適量，味精 1 克。

【製法】

（1）乾菊花洗淨撈入沙鍋中，放入青魚肉丸，加入適量清水待用。

（2）沙鍋上火，加入蔥薑片、鹽，煮湯如常法，魚丸熟時，撒入味精調勻即可。

【功效】菊花性味辛甘、苦、微寒，有平肝明目的作

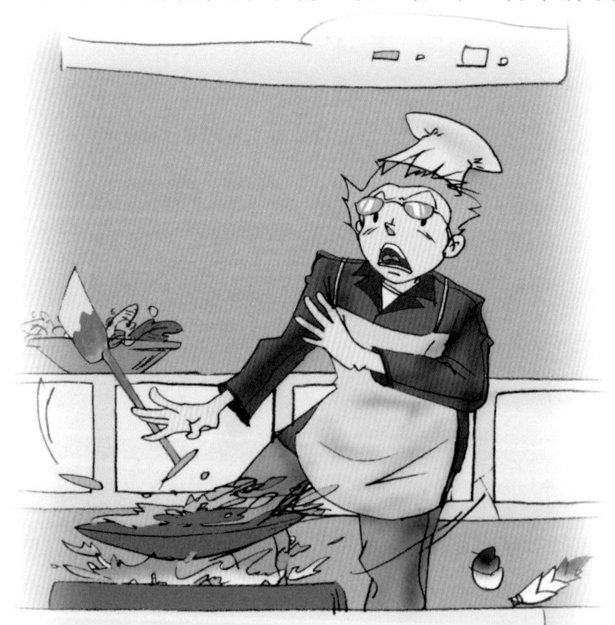

用。據報導，菊花含菊甙、氨基酸、維生素 B_1，有明目解熱的療效。青魚性味甘、平，能養肝明目，對視物模糊者有較好的療效。

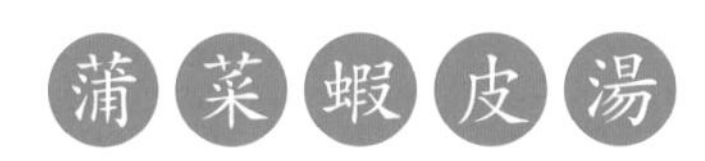

蒲菜蝦皮湯

【原料】

食鹽少許，蔥薑片各 5 克，米醋適量，味精 1 克。

【製法】

（1）蒲菜去根洗淨，切成 3 公分長小段，入沸水鍋中燙熟，撈入湯盆中。

（2）炒鍋置火上，倒入適量清湯，加入蔥薑片、蝦皮、鹽、醋、味精煮沸，澆入湯盆即成。

【功效】蝦皮含鈣較多，常食可使眼球鞏膜保持彈性，能防止軸性近視。蒲菜含豐富的維生素、粗纖維，具有養血明目作用。

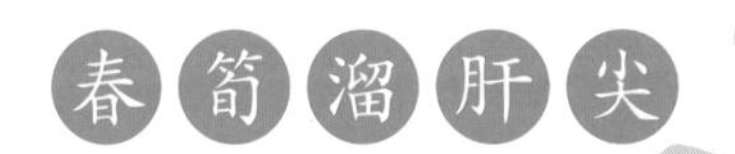

春筍溜肝尖

【原料】春筍 150 克，鮮豬肝 250 克，醬油 15 克，米醋適量，料酒 15 克，蔥薑末各 8 克，水澱粉適量，沙拉油 350 克，食鹽少許。

【製法】

（1）春筍去皮洗淨，切成斜刀小片，放盤中待用。

（2）鮮豬肝洗淨，切成 7 公分長，3 公分寬的薄片放碗中，加部分醬油、鹽、醋、料酒、水澱粉，攪勻上漿備用。

（3）另取一碗，加入餘下的醬油、醋、料酒、鹽、水澱粉及少許淨水，攪勻。

（4）鍋置火上，倒入沙拉油，至油七成熱時，下入上漿的豬肝，並迅速用筷子畫散，再倒入漏勺中控淨餘油。

（5）鍋內留少許沙拉油，上火燒熱，下蔥薑末熗鍋，下竹筍片、豬肝片快速翻炒至熟，倒入調好的調味芡汁，炒勻，待汁沸即成。

【功效】春筍是春季竹筍的芽，其嫩小者加工後稱玉蘭片。據古醫書《綱目拾遺》記載：「竹筍性味甘、寒。可利九竅，通血脈，化痰消食。」

現代營養學家研究證明：春筍富含營養素，如蛋白質、鐵、鈣等，味道鮮美可口，頗能促進食慾。豬肝性味甘、溫。有益肝健胃的功能，據報導，豬肝含維生素A等多種營養物質，常食之對眼睛有保護作用。

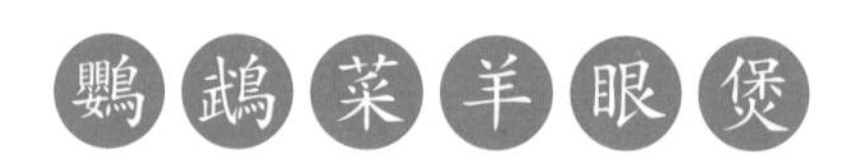

鸚鵡菜羊眼煲

【原料】菠菜150克，羊眼1對，蔥薑片各5克，食鹽少許，大料適量，醬油15克。

【製法】

（1）菠菜去根洗淨，切成3公分長小段，羊眼洗淨切成兩半，一同放入沙鍋內待用。

（2）沙鍋內倒入適量清湯，加入蔥薑片、鹽、大料、醬油，上火煮熟即成。

【功效】菠菜又名鸚鵡菜，含有豐富的維生素C，可提高晶體的透明度。羊眼具有養血明目的功效。故常食此湯能保護眼睛，防治近視。

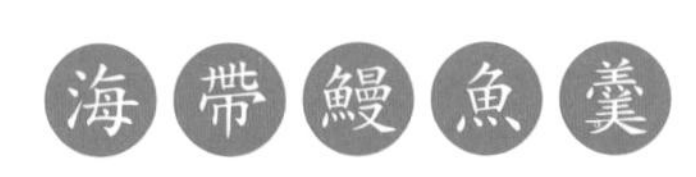

【原料】水發海帶100克，鰻魚肉150克，蔥蒜片各5克，米醋適量，食鹽少許，水澱粉適量。

【製法】

（1）海帶洗淨切成細絲，鰻魚肉切成薄片，分別入沸水鍋中燙熟，撈入湯盆中待用。

（2）鍋置火上，倒入適量清湯，加入蔥蒜片、醋、鹽，煮沸，下水澱粉勾芡調成羹，澆入盛鰻魚的湯盆中調勻即成。

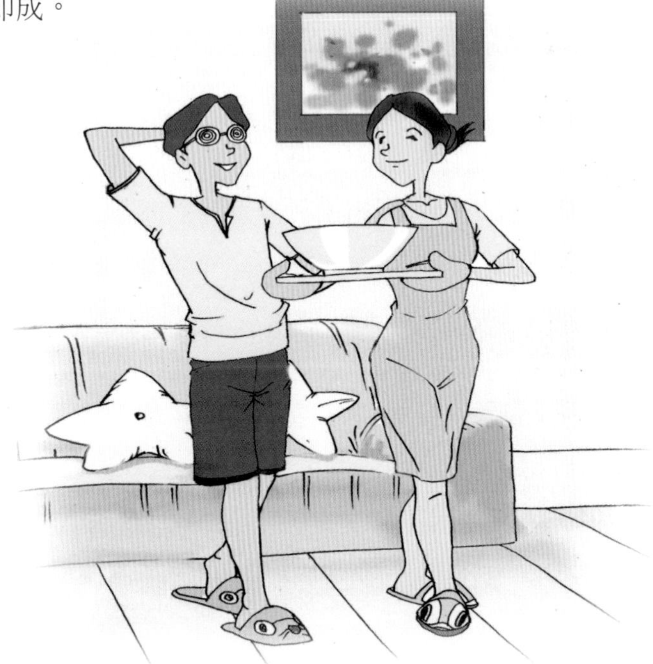

【功效】海帶性味鹹、寒。據現代研究證明，它含鈣較多，能增加眼球鞏膜的彈性，防止近視。鰻魚性味甘平，能養肝明目。

健腦食療方

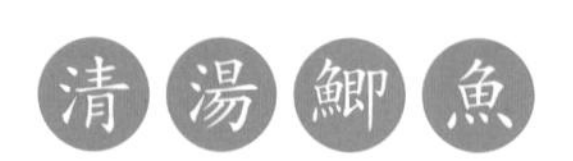

清湯鯽魚

【原料】鯽魚肉 250 克，香菜 35 克，蔥薑片各 8 克，米醋適量，食鹽少許，味精 1 克，香油 8 克。

【製法】

（1）鯽魚肉洗淨，切成小片，放入沙鍋內，加入蔥薑片、鹽、醋及適量清湯。

（2）沙鍋置火上，將魚片煮熟，把香菜洗淨切小段，撒入沙鍋中，淋入香油，加入味精調勻上桌即成。

【功效】鯽魚性味甘平。有補虛健脾的功效。由於它富含蛋白質，可防止眼睛組織衰老及功能減退，故有明目作用。

牛奶捲心菜煲

【原料】鮮牛奶 100 克，捲心菜 250 克，食鹽少許，白糖適量，味精 1 克，蔥薑絲各 5 克。

【製法】

（1）捲心菜洗淨，去根，切成粗絲，放入沙鍋中，加入適量清水、食鹽、糖、蔥薑絲。

（2）沙鍋置火上，捲心菜煮熟後倒入鮮牛奶，撒入味精調勻，再開鍋即可上桌食用。

【功效】據營養專家研究證明：牛奶中含有豐富的維生素E，能維持視網膜及角膜的正常代謝。捲心菜中含有胡蘿蔔素，被人體吸收後可轉化為維生素A。故此湯有明目、保護眼睛的作用。

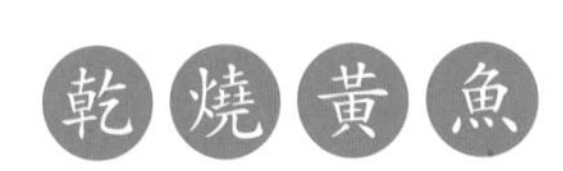

乾燒黃魚

【原料】小黃魚350克，口蘑75克，蔥薑末各5克，食鹽少許，醬油15克，米醋適量，白糖適量，沙拉油500克。

【製法】

（1）小黃魚去腸肚、洗淨，放盤中。鮮口蘑洗淨切成粗條，放盤中待用。

（2）炒鍋置火上，倒入沙拉油燒至七成熱，下小黃魚炸呈金黃色，撈出瀝油。

（3）鍋內留少許底油，上火放入蔥薑末熗鍋，烹入醬油、醋及適量清水，加入白糖、食鹽及炸過的小黃魚，先用旺火燒至湯沸，再轉用小火燒至魚熟，盛入盤中即可。

【功效】小黃魚性味甘、平，有補虛、安心神的功效。口蘑性味甘、平，能補氣益胃。因此，開車族若體虛乏力，記憶力減退，失眠多夢，可常食之。

據現代營養學研究證明，每100克小黃魚含蛋白質

16.7 克，鐵 1.2 毫克，鈣 43 毫克，磷 127 毫克，各種維生素 0.8 毫克。

每 100 克口蘑中，含碳水化合物 8 克，蛋白質 2.9 克，粗纖維 0.6 克，鈣 66 毫克。故此菜除具有軟嫩適口，味道鮮美的特點之外，還具有健腦益智，補虛強身的作用。

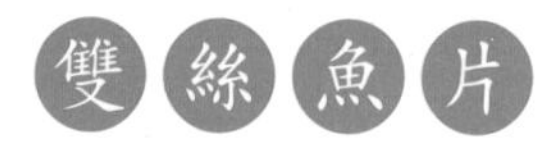

雙絲魚片

【原料】馬鈴薯 75 克，柿子椒 75 克，草魚肉 250 克，食鹽少許，米醋適量，蔥薑絲各 5 克，沙拉油 500 克。

【製法】

（1）馬鈴薯洗淨去皮，柿子椒去蒂、籽洗淨，分別切成細絲。草魚肉切成薄片，鍋內倒入沙拉油，上火燒至七成熱，下魚片炸熟撈出瀝油。

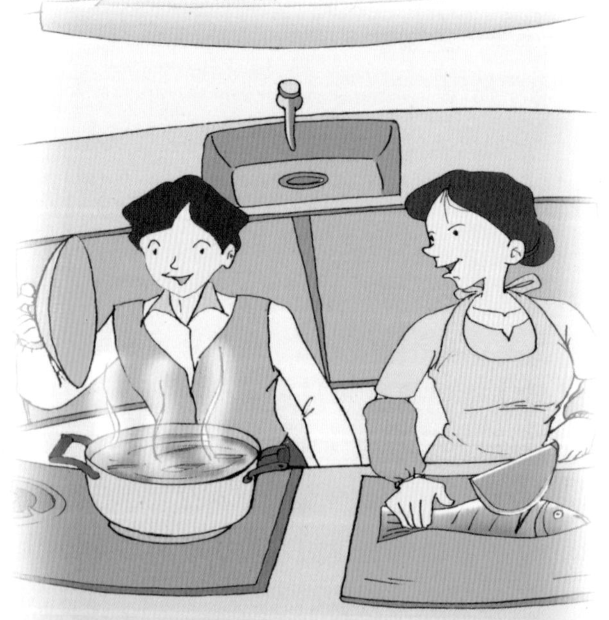

（2）鍋內留少許底油置火上，下蔥薑絲熗鍋，加入魚片、雙絲、鹽，烹入米醋及少許清水炒熟即可。

【功效】馬鈴薯、柿子椒富含維生素，草魚含蛋白質等多種營養素，食之有健腦滋補的功療。

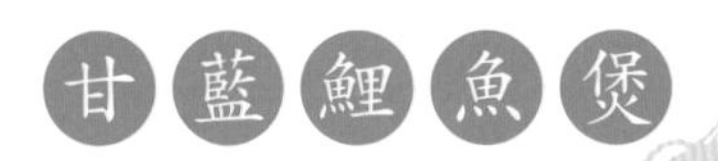

甘藍鯉魚煲

【原料】甘藍 100 克，鯉魚 400 克，蔥薑片各 10 克，食鹽少許，米醋適量，醬油 15 克，味精 1 克。

【製法】

（1）甘藍洗淨、去硬根，切成粗絲。鯉魚去腸肚、整理洗淨，切成 3 公分長的段，一同放入沙鍋中，注入適量清湯。

（2）沙鍋置火上，加入蔥薑片、食鹽，倒入醬油、米醋，先用旺火煮至湯沸，再轉用小火將魚煮熟。

（3）把味精撒入鍋中，用勺調勻，上桌即成。

【功效】甘藍又名捲心菜，性味甘平，有健腦壯骨的功效。鯉魚，性味甘平，肉厚嫩，為河魚之佳品，有補益的作用。

據現代營養學專家研究證明，每 100 克捲心菜含維生素 C 60 毫克，維生素 B_1 0.03 毫克，碳水化合物 32 克，蛋白質 1.1 克，脂肪 0.2 克，鈣 24 毫克，粗纖維 0.5 克；每 100 克鯉魚含蛋白質 17.3 克，脂肪 5.1 克，鈣 25 毫克，鐵 1.6 毫克，各種維生素 3.2 毫克。故此菜為低脂肪、高蛋白的理想菜餚。開車族常食之，有健腦強身的作用。

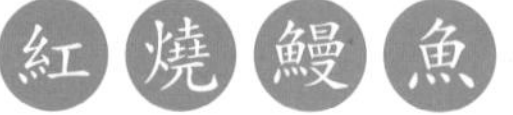

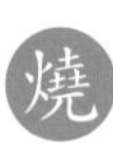
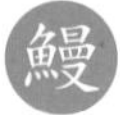

紅燒鰻魚

【原料】鰻魚肉 250 克，玉蘭片 100 克，蔥薑片各 5 克，醬油 15 克，白糖適量，米醋適量，沙拉油 500 克，食鹽少許，水澱粉適量。

【製法】

（1）鰻魚肉切成小薄片，玉蘭片切成小片。鍋上火，倒入沙拉油燒至七成熱，下鰻魚片炸至金黃色撈出瀝油。

（2）鍋內留少許底油，置火上，加入蔥薑片炒出香味，放入玉蘭片、白糖、食鹽、魚片，烹入醬油、米醋，快速翻炒至熟。

（3）將水澱粉下鍋，勾芡炒勻，盛入盤中即可。

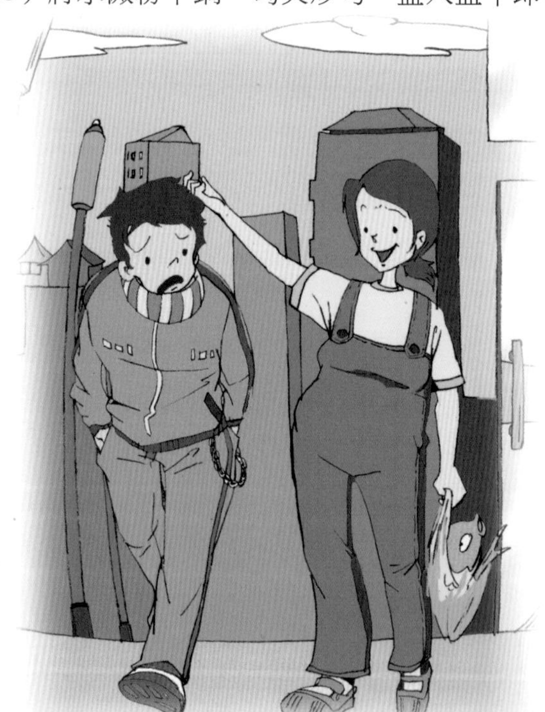

【功效】據現代研究證明，每100克鰻魚含蛋白質19克，脂肪7克，鈣46毫克，鐵0.7毫克，維生素2.5毫克；玉蘭片（即筍片），每100克含碳水化合物22克，蛋白質4克，脂肪0.1克，鈣56毫克，鐵0.08毫克。為低脂肪、高蛋白的營養食品。

鰻魚、玉蘭片中的蛋白質，極易在人體的酶作用下分解為氨基酸，被組織細胞吸收。因此，該菜餚具有鮮嫩爽口，味道香美，營養豐富的特點。

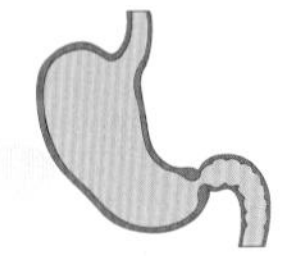

益胃健脾食療方

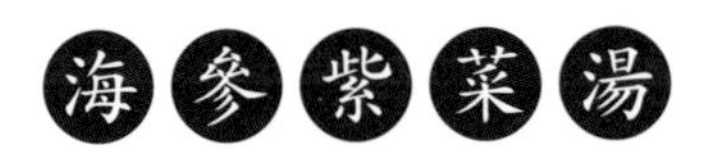

【原料】水發海參150克，紫菜少許，蔥薑片各10克，食鹽少許，醬油10克，米醋5克，味精1克。

【製法】

（1）水發海參整理洗淨，切成粗條，入沸水鍋中燙熟，撈入湯盆中待用。

（2）鍋上火，倒入適量清湯，加入蔥薑片、紫菜（洗淨撕成小片）、鹽、醬油、米醋煮沸，撒入味精調勻，澆入盛海參湯盆中即成。

【功效】海參性味甘、鹹、溫。有補虛養血之功效。據現代營養學家分析，它含蛋白質等多種營養素，易被人體吸收，有益智健腦、養血的作用。

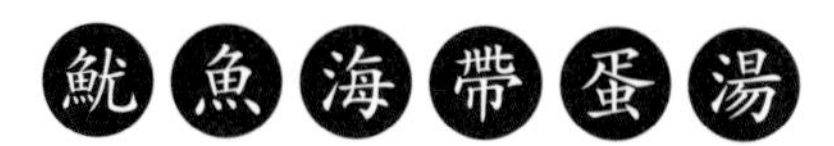

魷魚海帶蛋湯

【原料】魷魚 150 克，雞蛋 1 個，海帶 75 克，蔥薑末各 5 克，食鹽少許，味精 1 克。

【製法】

（1）魷魚整理洗淨，與海帶（洗淨）一樣切成細絲，雞蛋打入小碗內攪勻。

（2）鍋上火，倒入適量清湯，放入魷魚絲、海帶絲、蔥薑末、食鹽，煮熟，淋入雞蛋液，待其成蛋花後，撒入味精調勻即成。

【功效】據研究證明，每 100 克魷魚含碳水化合物 2.4 克，蛋白質 15.1 克，脂肪 0.8 克。雞蛋、海帶亦含多種營養素。開車族飲此湯有健腦益智的療效。

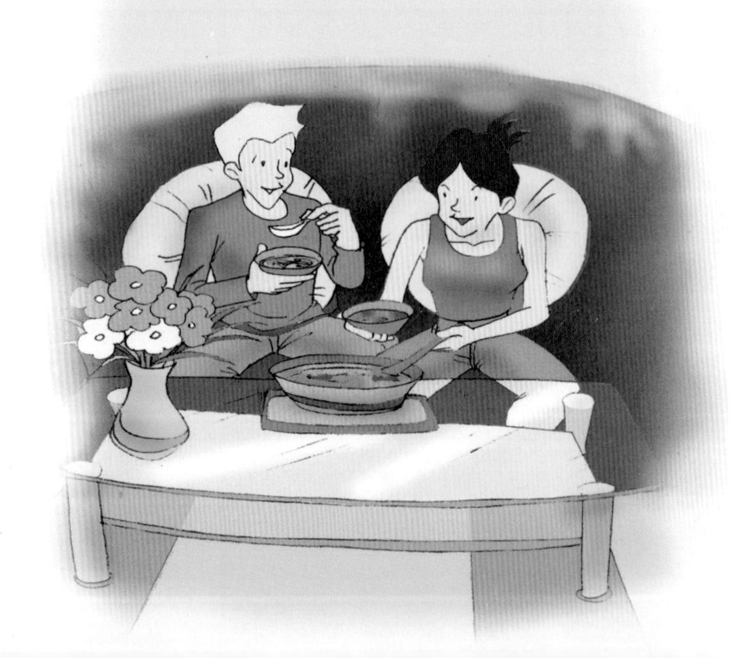

牛腩胡蘿蔔煲

【原料】牛腩 250 克，胡蘿蔔 250 克，料酒 10 克，蔥薑片各 10 克，食鹽少許，味精 1 克，米醋適量。

【製法】

（1）牛腩切成小塊，胡蘿蔔洗淨切成斜刀片，一同放沙鍋內，倒入適量清湯待用。

（2）沙鍋置火上，加入蔥薑片、食鹽，注入料酒、米醋，先用旺火煮至湯沸，再轉用小火煮熟。

（3）將味精撒入鍋中，用勺攪勻，上桌即可食用。

【功效】牛腩即牛腹部肌肉。其性味甘、平，能補脾胃，益氣血。《本草綱目》中記載：「牛肉安中益氣，養脾胃，補虛弱，壯筋骨。」

據現代營養學研究證明：牛肉中含有賴氨酸、亮氨酸、蛋白質、鈣、鐵等營養成分，可增加機體抗病能力，修補組織細胞，提高胃的消化功能。

胡蘿蔔性味甘、平，有健胃消食功能。據分析：它含有氨基酸、胡蘿蔔素、碳水化合物、蛋白質、粗纖維、維生素 B_1 等多種營養素，對補充人體營養，益胃有明顯的療效。開車族常食此菜，可防治食慾不振、胃脹、消化不良等症。

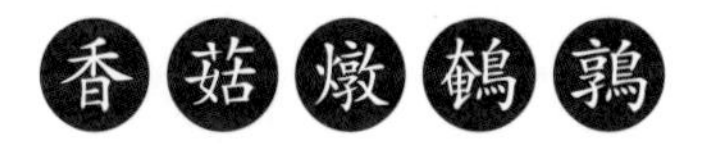

香菇燉鵪鶉

【原料】鮮香菇 100 克，淨鵪鶉 2 隻，蔥蒜片各 10 克，食鹽少許，料酒 10 克，醬油 15 克，米醋適量。

【製法】

（1）鮮香菇洗淨切成粗條，與淨鵪鶉（去毛及腸肚，洗淨的鵪鶉）一同入沙鍋中，倒入適量清湯。

（2）沙鍋置火上，加入蔥薑片、食鹽，倒入料酒、醬油、米醋，先用旺火燒至湯沸，再轉用小火燉熟即成。

【功效】香菇又名冬菇。其性味甘、平，有補氣益胃的功效。據現代營養學家研究證明：它含蛋白質、氨基酸、維生素、碳水化合物、鐵等多種營養成分，除益胃之外，還有降低血脂、降血壓的作用。

鵪鶉性味甘、平，有補中益氣的功效。據現代營養學家分析，它含有蛋白質、碳水化合物、脂肪、鈣、鐵等多種營養成分，對食慾不振、氣短乏力等症有較好的治療作用。因此，常食此菜餚，對開車族的身體健康大有益處。

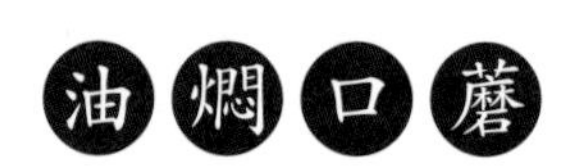

【原料】口蘑 250 克，雞蛋 1 個，食鹽少許，料酒 10 克，蔥薑絲各 5 克，水澱粉適量，沙拉油 75 克。

【製法】

（1）鮮口蘑洗淨切成粗條，雞蛋打入碗中攪勻。

（2）炒鍋上火，倒入沙拉油炒熱，下蔥薑絲炒香，放入雞蛋液炒成蛋花，加入口蘑、鹽，烹入料酒，用小火燜幾分鐘，下水澱粉勾芡，炒勻即成。

【功效】口蘑性味甘、平，有補氣益胃的功效。據分析它含維生素 C、鈣、粗纖維、蛋白質等，對人體有滋補作用。雞蛋含多種營養素。故常食此菜餚對人有益。

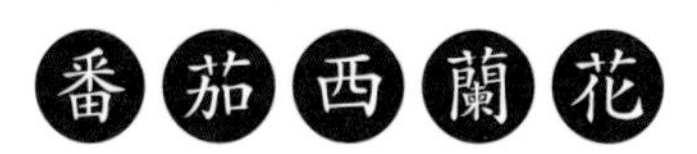

【原料】番茄醬 35 克，西蘭花 350 克，瘦豬肉 100 克，蔥花 10 克，食鹽少許，水澱粉適量，沙拉油 75 克。

【製法】

（1）西蘭花掰成小塊洗乾淨，豬肉切成小片。

（2）炒鍋上火，倒入沙拉油燒熱，下蔥花熗鍋，加入番茄醬、豬肉片炒幾下，放入西蘭花、鹽及少許清湯燜幾分鐘，下水澱粉，勾芡，炒勻即可。

【功效】據現代營養學家分析，西蘭花、番茄醬含維生素、碳水化合物、鈣等，瘦豬肉含蛋白質、脂肪、鐵等營養成分。開車族食之有益胃健脾的療效。

強身益胃食療方

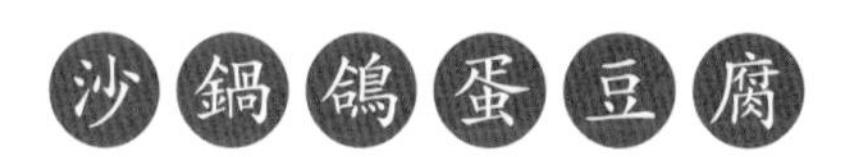

【原料】熟鴿蛋 5 個，豆腐 250 克，蔥薑片各 5 克，豌豆苗 35 克，食鹽少許，料酒 10 克，味精 1 克，香油 5 克。

【製法】

（1）豆腐切成 3 公分長，1.5 公分寬的小片，熟鴿蛋去皮放盤中待用。豌豆苗洗淨切成小段。

（2）沙鍋內倒入適量清湯，加入豆腐、蔥薑片、鹽、

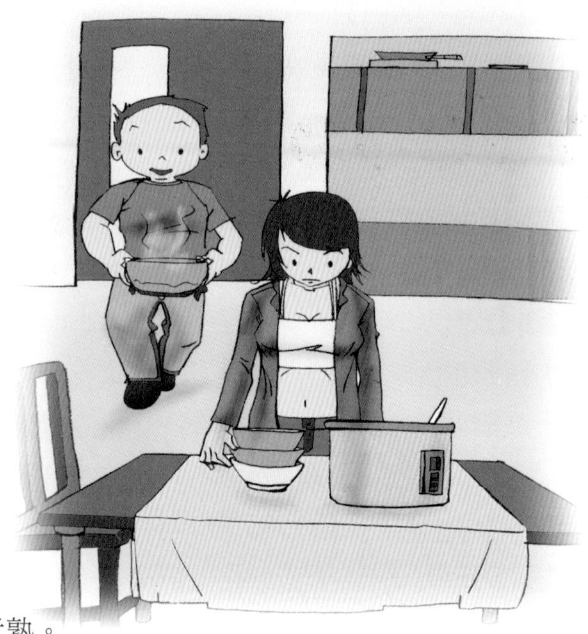

料酒煮熟。

（3）將熟鴿蛋、豌豆苗放入沙鍋，撒入味精，淋入香油調勻即可上桌食用。

【功效】豆腐性味甘、涼，能益氣和胃。鴿蛋性味甘、平，有補脾胃的功效。因此，凡工作勞累，氣短乏力、食慾減退、脾胃虛弱的開車族食之尤宜。

據現代營養學研究證明，豆腐、鴿蛋均含賴氨酸、亮氨酸、色氨酸、蛋白質等多種營養成分，常食對人體有滋補營養的作用。

雞片燴豆腐

【原料】雞肉 100 克，豆腐 250 克，蔥片 10 克，食鹽少許，料酒 10 克，水澱粉適量，沙拉油 75 克。

【製法】

（1）雞肉切成薄片，豆腐切成3公分長的小片，分別放盤中。

（2）炒鍋置火上，倒入沙拉油燒熱，下蔥片熗鍋，放入雞片炒片刻，加豆腐、鹽，烹入料酒翻炒熟，下水澱粉勾芡，炒勻燴熟即成。

【功效】據現代營養學家分析，豆腐、雞蛋中含有豐富的氨基酸、維生素、蛋白質等營養成分，常食此菜可起到健胃強身的作用。

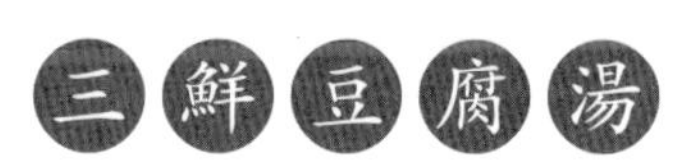

三鮮豆腐湯

【原料】蝦仁50克，水發海參75克，雞蛋1個，豆腐250克，蔥薑片各5克，料酒10克，食鹽少許，米醋適量。

【製法】

（1）海參洗淨切成粗條，豆腐切成小長方片，與蝦仁一同入沸水鍋中燙熟，撈入湯盆中待用。

（2）鍋上火，倒入適量清湯，加蔥薑片、鹽、料酒、米醋煮沸，淋入雞蛋液（雞蛋打入碗中調成的蛋液），待其成蛋花時，澆入湯盆即成。

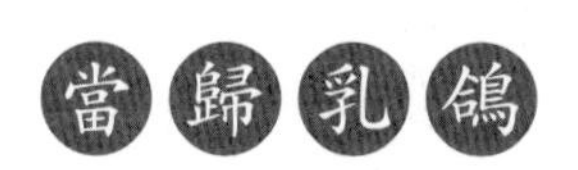

當歸乳鴿

【原料】當歸9克，淨乳鴿2隻，蔥薑片各5克，大料3粒，料酒10克，食鹽少許。

【製法】

（1）淨乳鴿（即去毛及內臟，洗淨的乳鴿）切成小塊，入鍋倒入適量清水。

（2）鍋置火上，加入蔥薑片、大料、鹽、料酒、當歸，先用旺火煮沸，再轉用小火煮熟，揀去當歸，食鴿肉，飲湯。

【功效】當歸為常用補血中藥。其性味甘、辛、溫，有補血止痛，強身健體的功效。《本草綱目》記載：當歸「治心腹諸痛，潤腸胃，強筋骨，補皮膚，和血補血。」據現代藥理分析，當歸含蔗糖、維生素 B_{12}、煙酸、揮發油等有效成分，有補血強身作用。乳鴿性味甘、鹹、平，能補腎益氣，解毒。據現代營養學家分析，它含蛋白質、碳水化合物、鈣、磷、鐵等多種營養物質。由於此菜餚補血養血、強身健體的療效顯著，更適合女性開車族食用。

荔枝煨仔雞

【原料】鮮荔枝 50 克，淨仔雞 350 克，料酒 10 克，食鹽少許，白糖適量，蔥薑片各 10 克，沙拉油 500 克。

【製法】

（1）淨仔雞切成小塊，鮮荔枝去皮、核後，分別放盤中待用。

（2）炒鍋上火，倒入適量沙拉油燒至六成熱，下仔雞塊炸呈金黃色，撈出瀝油。

（3）鍋內留少許底油，置火上，放入蔥薑片熗鍋，烹

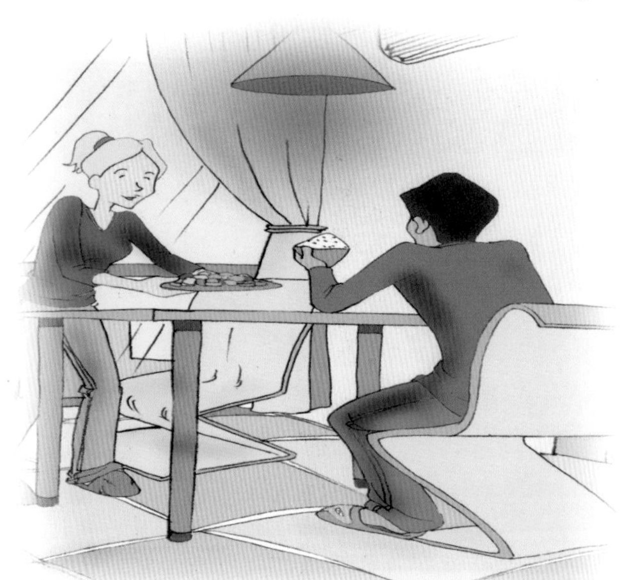

入料酒，加入仔雞塊、鹽、糖及適量清湯，煮至湯沸，放入荔枝肉，再用小火煨至雞肉爛熟即成。

【功效】荔枝性味甘、微酸、平，有補氣養血，益肝腎的功效。據現代營養學家研究表明荔枝含碳水化合物、維生素 B_1、維生素 B_2、維生素 C、蛋白質等多種營養成分，對人體有營養作用。

仔雞為小嫩雞，其性味甘、溫，有溫養補益，強身健體的功效。據現代營養學家分析：它含有亮氨酸、色氨酸、賴氨酸等多種氨基酸及蛋白質、碳水化合物，鈣、鐵等有效成分，可稱為滋補佳品。

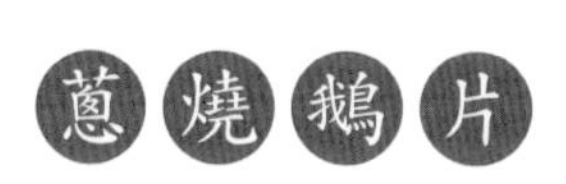

【原料】鵝肉 350 克，蔥段 50 克，料酒 10 克，食鹽少許，醬油 10 克，水澱粉適量，沙拉油 500 克。

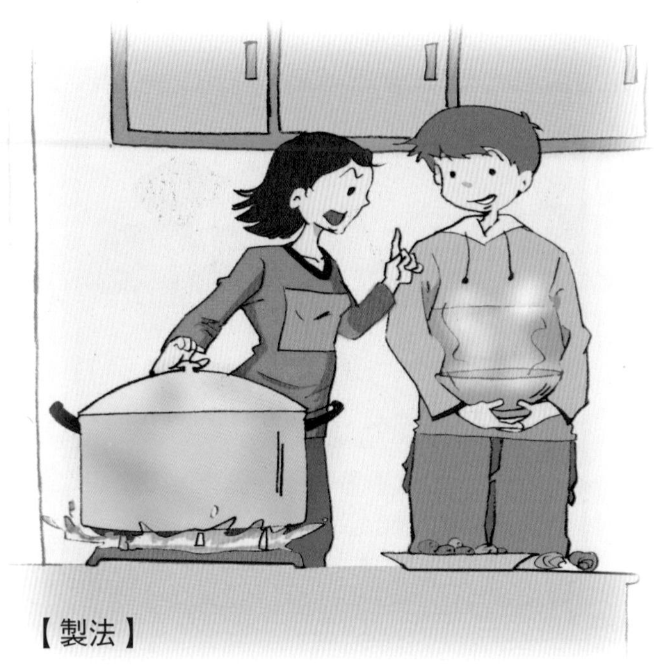

【製法】

（1）鵝肉切成薄片，蔥段洗淨切斜刀片。

（2）炒鍋上火，倒入沙拉油燒至六成熱，下鵝片炸呈金黃色，撈出瀝油。

（3）鍋內留少許底油，再置火上，下蔥片熗鍋，放入鵝片、鹽，烹入料酒、醬油炒熟，放入水澱粉勾芡，再炒勻燒熟即成。

【功效】鵝肉性味甘、平。《隨息居飲食譜》記載：「鵝肉補虛益氣，暖胃生津。」故凡體虛消瘦，周身乏力，神疲食少者可食之。

據現代營養學家分析鵝肉含蛋白質、氨基酸、碳水化合物、鈣、鐵、脂肪等多種營養成分，對人體有較好的營養健身作用。

四、開車族按摩療法

常用按摩手法

推法

用大拇指指端部分著力於一定的穴位上，其他四指微屈成空拳狀，腕部懸屈，以腕部往返擺動帶動拇指中節關節做屈伸活動，稱推法。

【動作要領】

1. 上肢肌肉須放鬆，切不可用蠻勁。

2. 腕關節自然懸屈，腕部離開軀幹前方33公分左右；肘關節微屈下垂；腕部做往返均匀的擺動。

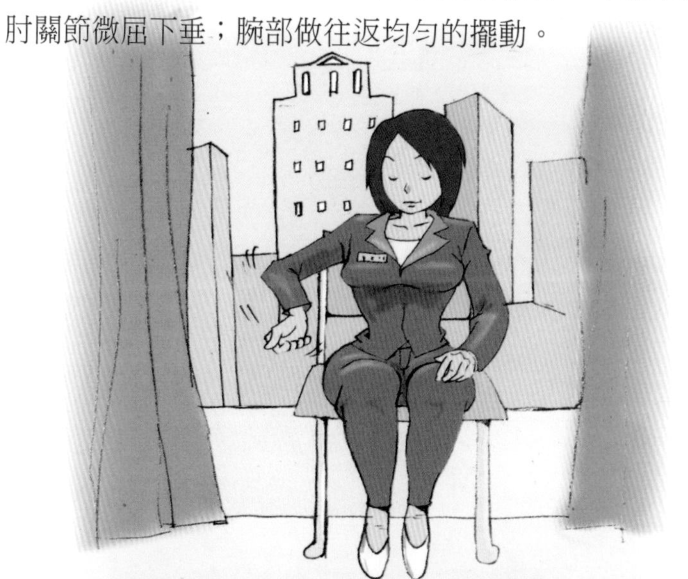

3. 拇指自然著力，拇指中節須隨著腕部擺動做屈伸活動。

4. 壓力須均勻，動作要靈活。初練時腕部往返擺動的速度每分鐘 100～120 次，以後逐步達到 140～160 次。

【手法要求】在人體上按摩操作一般單手持續能推約 15 分鐘，所用壓力能使肌膚深層產生感應，而體表又無不良反應，方宜進行按摩操作。

另外，此手法既可自我按摩，又可雙人互相使用。

【適用範圍】推法可適用於全身各部，常用於頭面、胸腹及關節處。

拿 法

四指併攏，用拇指或手掌根部緊握人體某部肌肉組

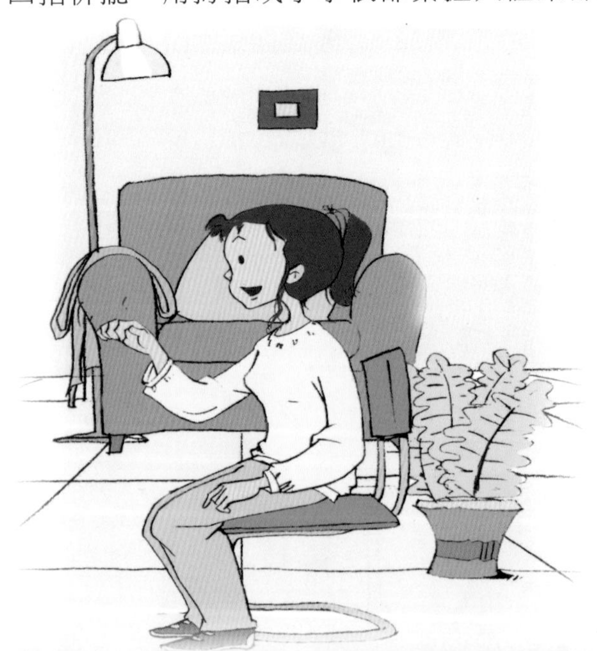

織，作一握一鬆的移動，稱拿法。

【動作要領】在使用拿法時，用勁要由輕到重，不能突然用力擠壓局部肌肉，其動作應緩和均勻。

【適用範圍】拿法刺激較強，配合其他手法，常用於頸項；肩背及四肢部。

滾　法

用手背近小指側部分，附著於一定的部位上，以腕部內外靈活轉動進行連續不斷的滾動，稱滾法。

【動作要領】

1. 肩部放鬆，肘關節屈曲（置於軀幹前方 17 公分左右），手指任其自然。

2. 肘關節微屈固定（上臂與前臂掌側夾角為 150°左

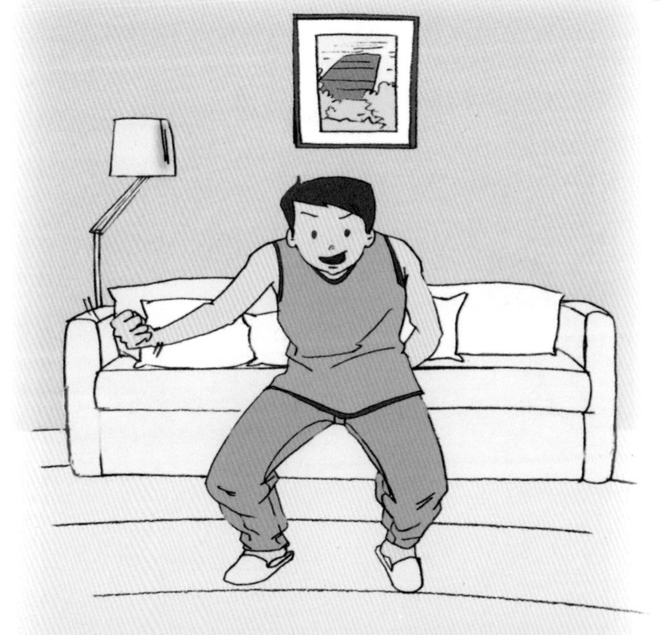

右），以腕關節連動前臂（即腕部）做屈曲外旋轉動。

3. 以小指根部吸定，小魚際著力，隨腕部屈曲外旋轉動，帶動手背小指近側部分，做連續不斷的滾動，避免來回摩擦或往返跳動。

4. 動作須均勻協調，壓力要漸次增強，腕部轉動幅度須逐步擴大。初練時腕部往返轉動的速度每分鐘 100～120 次，轉熟練後可達 140～150 次。

【適用範圍】滾法適用於頸項、肩背、腰臀及四肢等部位。

平推法

用手指及掌根貼於一定部位上，分別以掌根、大魚際、小魚際及大拇指偏鋒（少商穴側）為不同的著力點，做往返直線摩擦，稱平推法。

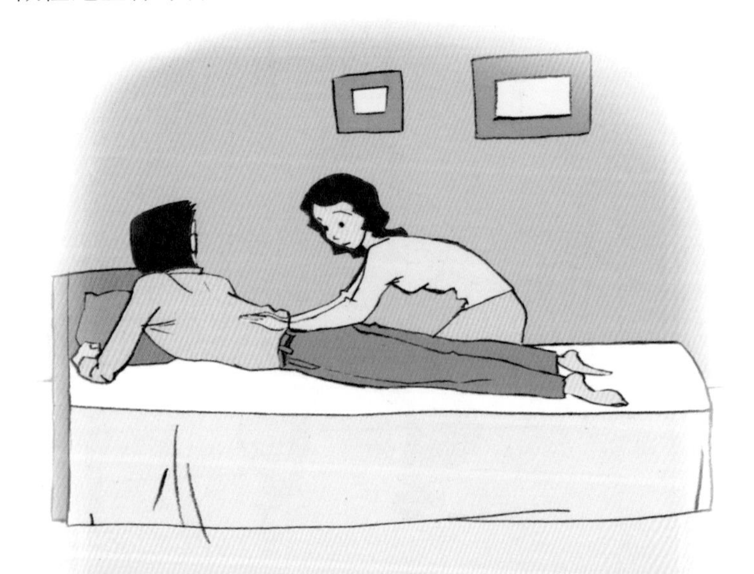

【動作要領】

1. 腕關節伸直，使前臂和手掌接近相平，手指任其鬆開，指掌要全部貼在被操作的部位上。

2. 以上臂帶動手掌做均勻的往返摩擦，肘關節下垂而內收，腕部要靈活。

3. 指掌著力部分須緊貼肌肉，不能有空隙，壓力須均勻。

4. 操作時，掌下用力不宜太大，來回往返須循直線進行，不可歪斜，上臂活動幅度要大，推動速度每分鐘 80～100 次。

【適用範圍】掌推和大拇指推，溫熱程度較低，常用於肩背和胸腹部；小魚際推，溫熱程度較高，常用於背部、腰部及下肢部；大魚際（指拇指下手掌肌肉的部位）推溫熱程度中等，介於掌推與側推之間，在胸腹、腰臀及四肢等部位均可應用。在臨床按摩中，四種方法常配合應用，有些平推法可自我按摩，有些方法則宜兩人相互操作使用。

揉　法

用手掌的大魚際或掌根部分，附著於一定的部位上，以腕關節動作輕柔緩和地迴旋揉動，稱為揉法。

【動作要領】

1. 肩部放鬆，肘關節屈曲（肘部離開被操作部位 7～10 公分），掌面保持水平，手指任其自然，指間略微分

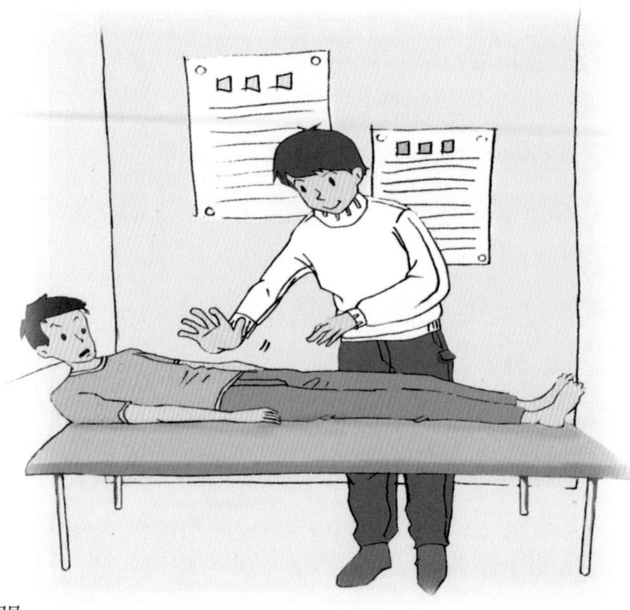

開。

2. 腕關節為主連動前臂，使附著部分做靈活的迴旋揉動。

3. 附著部分必須隨著腕部活動做輕柔的揉動，切不可用蠻勁。

4. 動作須均勻協調，壓力須漸次增強，腕部活動幅度要逐步擴大，腕部迴旋速度每分鐘 100～120 次。

【手法要求】在人體上操作一般 15 分鐘左右即可，經操作揉法後，能使對方肌膚深層產生感應而無不良反應者，方宜進行治療保健按摩。

【適用範圍】揉法可適用於全身各部，常用於頭面和胸腹部。對各種原因引起的肌肉勞損、疼痛等症較為適宜。

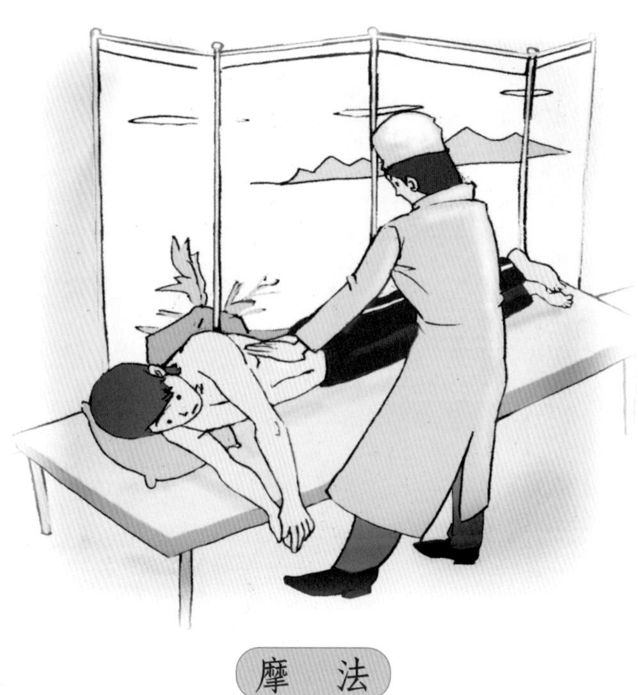

摩　法

用手掌掌面或食、中、無名指的指面附著於一定的部位上，以腕關節連動前臂作環圓形移動摩擦，稱為按摩。

【動作要領】

1. 肩部放鬆，肘關節微屈（肘部置於軀幹前方 33 公分左右）。

2. 掌摩時，腕關節放鬆，指掌自然伸平；指摩時，腕關節稍懸屈（掌與前臂微成梯形），手指自然伸直。

3. 指掌著力部分須隨著腕關節連動前臂做盤旋活動，用勁要自然。

4. 動作要緩和協調，腕部活動須逐步擴大，盤旋速度每分鐘 100 次左右。

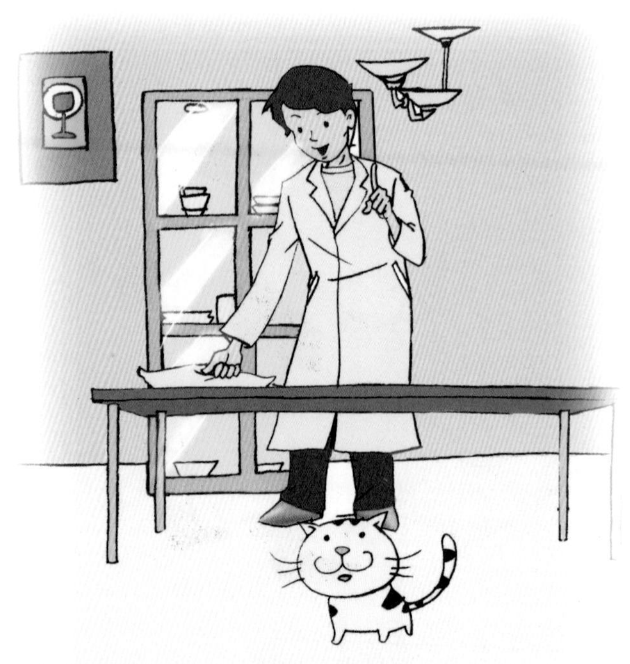

【適用範圍】摩法動作輕柔緩和，常用於胸腹和肋部、大腿部。

按　法

由於著力部位不同，用勁輕重不一及適用範圍相異，因此，一般有按、點、壓之分。但以動作要領來看，則大同小異，故稱為按法。

【動作要領】用大拇指指尖或螺紋面，或用大拇指、食指、中指的第一指間關節的彎曲突起處，用單掌或雙掌相疊的掌根部分，用屈肘時突出的鷹嘴部分，附著於一定的部位上，由輕到重地做旋轉性的按壓動作，稱按法。

用屈肘時突出的鷹嘴部分作著力點的，又稱肘壓法。

在進行肘壓時，須將肘關節屈曲至45°左右，另一手扶住該手的腕部做往返按壓移動，動作要緩和。

【適用範圍】用大拇指按法，可用於全身大部分部位；用單掌或雙掌相疊之掌根部分用勁，又稱掌壓法，常用於腰背部和腿部；肘壓刺激最強，適用於腰背部和大腿部。

抹　法

【動作要領】用單手或雙手大拇指的螺紋面貼於一定的部位上做上下或左右的緩慢移動，進行輕緩均勻的刺激。

【適用範圍】抹法常用於頭部和頸項部。

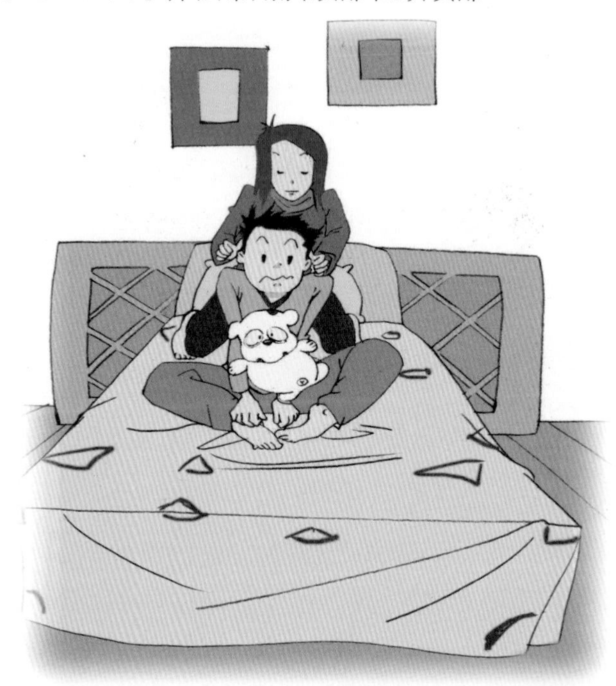

搓　法

【動作要領】用雙手的全掌面夾住一定的部位，以指掌帶動皮肉做快速搓揉並上下來回盤旋，使被操作部位氣血調和、脈絡舒鬆。

【適用範圍】搓法用於腰背、胸腹、兩肋及四肢部，一般作為推拿按摩治療後的結束手法。

搖　法

【動作要領】用雙手托住或握住所搖關節的兩端做環旋搖動，以加強關節的活動能力。搖法用勁宜輕宜緩，搖

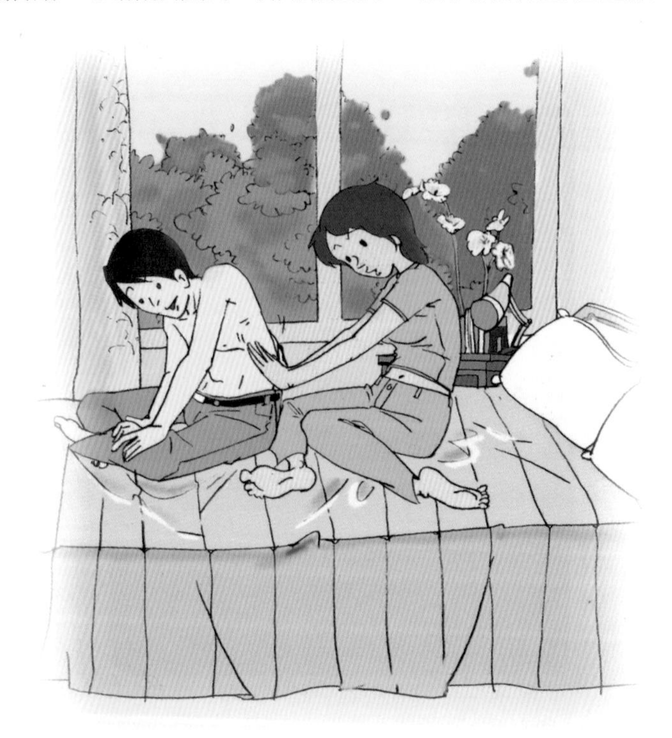

動幅度須在生理許可範圍內進行，由小到大，由輕而重，自慢至快。

【適用範圍】肩關節、頭頸部、髖關節、踝關節及全身大部關節均可採用搖法。

輔助活動

輔助活動又稱被動運動。在對運動器官做保健按摩時，適當地配合各關節的被動運動，能加強手法的治療效果。

這裏所介紹的各項被動運動，是根據各個關節的可能活動範圍，在施行手法的同時，適當地做屈伸、內收外

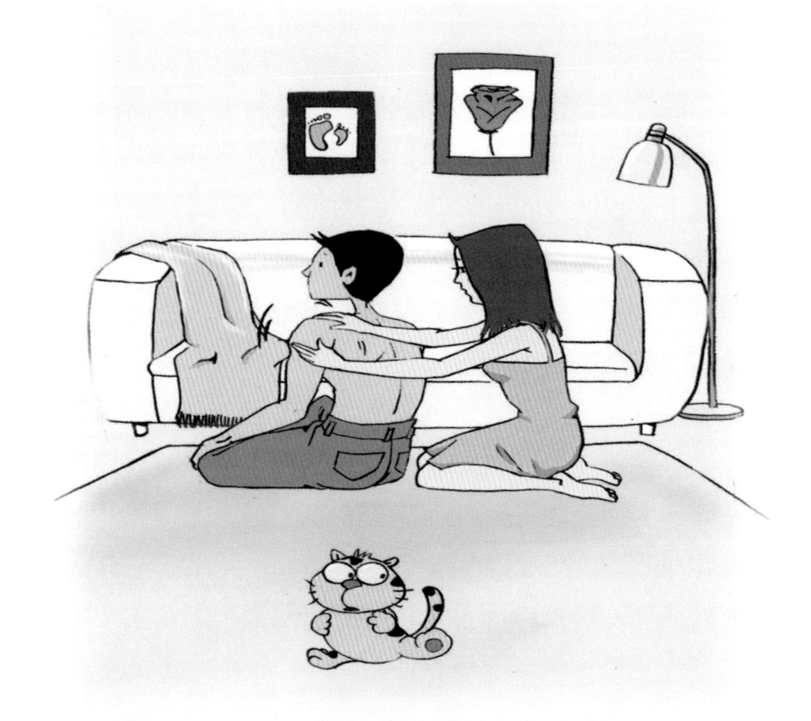

展、旋內外和環轉等一般的運動。這些被動運動不僅具有治療疾病的意義，同時也常被用作診斷疾病的方法之一。需要說明的是，此法需有人輔助操作方可進行。

1. 上　肢

① 肩關節的被動運動

上舉——囑被施行者手掌向內作前上舉勢。施行者一手握住被施行者前臂部，另一手在被施行者腋下或肩胛骨背面用手法，邊用手法邊做向前上方牽引的被動運動。

後彎——囑被施行者將手彎向背後，手掌向後。施行者一手握住被施行者腕部，另一手在被施行者肩胛骨背面或肩關節前面用手法，邊用手法做向壓上方牽引的被動運動。

內收——囑被施行者將手置於對側肩上，手掌向下。施行者一手握住被施行者手指，另一手在患側肩背面用手法，邊用手法邊做向後牽引的被動運動。

外展——囑被施行者手掌朝前。施行者一手握住被施行者肘部，另一手在肩關節前面用手法，邊用手法邊做向外牽拉的被動運動。

旋內外和環轉——囑被施行者上肢自然放鬆。施行者一手握住被施行者上臂，另一手在被施行者肩關節周圍用手法，邊用手法邊做旋內外的被動運動。

② 肘關節的被動運動

屈伸——囑被施行者手掌朝前或向上。施行者一手握住患側腕部，另一手在肘關節掌側或背側上下用手法，邊用手法邊做肘關節屈伸的被動運動。

③ 腕關節和指關節的被動運動

屈伸——囑被施行者手腕部自然放鬆。施行者一手握住被施行者手掌或手指端，另一手在患側腕部的掌側或背側以及指關節的掌側或背側用手法，邊用手法邊做屈伸的被動運動。

內收外展——常用於腕關節。施行者一手握住被施行者手掌，另一手在被施行者腕部的尺骨側或橈骨側用手法，邊用手法邊做收外展的被動運動。

2. 下　肢

① 髖部的被動運動

屈膝、屈髖和直腿抬高——被施行者取仰臥位。施行者一手握住患側足踝部（正常人取左右足踝均可），另一手先使側膝關節屈曲後再加壓於膝部向下輕壓，做屈膝、屈髖的被動運動；繼而將握足踝部之一手肘窩托住被施行者小腿，將壓膝部之另一手使患側膝關節挺直，做直腿抬高的被動運動，幅度須由小而大，但最大不得超過直腿與軀幹間 90°的角度。

另外，尚可囑被施行者取側臥位，以患側下肢放在健側上面，施行者一手做屈膝、屈髖和直腿抬高的被動運動，另一手在患側腰部、臀部環跳穴部位和下肢後外側用手法。

後抬腿——被施行者取俯臥位。施行者一手托住患側大腿部，另一手在腰部或臀部用手法，邊用手法邊做患側下肢向後上方牽引的被動運動。

內收外展——被施行者取仰臥位或俯臥位。施行者一手托住患側大腿，另一手在患側髖部周圍用手法，邊用手法邊做髖關節向外和向內的被動運動。

旋內外和環轉——被施行者取仰臥位。施行者一手托住患側大腿，另一手在患側髖部周圍用手法，邊用手法邊做髖關節旋內外的被動運動。環轉見前述搖法的敘述。

② 膝關節的被動運動

屈伸——被施行者取俯臥位。操作一手握住患側踝部，另一手在被施行者膕窩部（即膝關節後面）用手法，邊用手法邊做膝關節屈伸的被動運動。

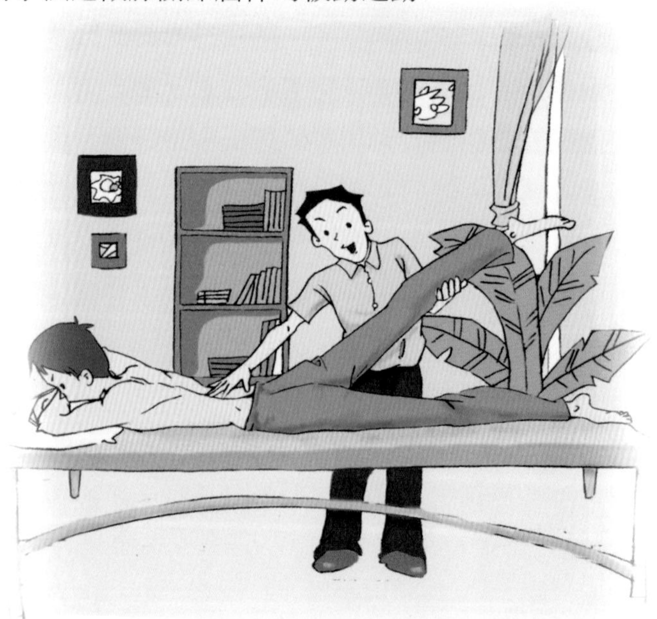

③ 踝關節的被動運動

屈伸——被施行者取仰臥位。施行者一手握住被施行者的足趾部，另一手在踝部用手法，邊用手法邊做屈伸的被動運動。

內外翻——被施行者取仰臥位。施行者一手握住被施行者的前腳掌，另一手在踝部使用手法，邊用手法邊做內、外翻的被動運動。

3. 脊 柱

① 頸項部的被動運動

俯仰——被施行者取坐位。施行者一手扶住被施行者下頦部，另一手在被施行者項部用手法，邊用手法邊做頸項部俯仰或左右旋轉的被動運動。

旋轉——被施行者取坐位。施行者一手托住被施行者頦下部，另一手在患側項部用手法，邊用手法邊做頸項部向患側旋轉的被動運動。

② 胸部的被動運動

擴胸俯仰——被施行者取坐位，囑其兩手交叉置於項部。施行者兩手托住被施行者兩肘部，並用一側膝部輕輕頂住被施行者背部，囑被施行者自行俯仰並配合深呼吸（俯時呼氣，仰時吸氣），做擴胸牽引的被動運動。

③ 腰部的被動運動

俯仰和迴旋——被施行者取坐位。施行者一手扶住被施行者肩部，另一手在患側腰部用手法，邊用手法邊做腰部俯仰和迴旋的被動運動。

注意事項

1. 做被動運動時，施行者手法宜輕柔協調，活動幅度應在被施行者可能忍受的許可範圍內。

2. 被動運動既可治療運動系統常見病，又可作為保健按摩的輔助手法使用。

人體各部位保健按摩

眼　部

1. 指壓穴位療法

用手指按壓、點揉穴位，以達到防治疾病目的的方法，稱指壓穴位療法。

① 睛明

【定位】閉目，在目內眥角上方 0.1 寸處。

【主治】眼部疲勞症、近視、散光、視神經炎、視神經萎縮、青光眼、迎風流淚等。

【手法】用右手拇、食二指，分別點揉、按壓雙側睛明穴，每次揉 5 分鐘，一日操作 2 次。

註：按揉穴位，對局部肌肉均有保健作用。以下介紹各穴亦如此。另外，每次選其中 2～3 穴即可。

② 瞳子髎

【定位】眼外眥角外側 0.5 寸處。

【主治】角膜炎、眼部疲勞症、屈光不正、夜盲、視神經萎縮。

【手法】用拇指尖點揉、按壓瞳子髎穴位，每次約 3 分鐘，每日操作 2 次。

③ 四白

【定位】眼平視，瞳孔直下 1 寸，正當眶下孔部。

【主治】目赤痛、眼部肌肉痙攣、三叉神經痛、角膜炎、近視。

【手法】用食指或拇指點揉四白穴，每次約 3 分鐘，每日做 2 次。

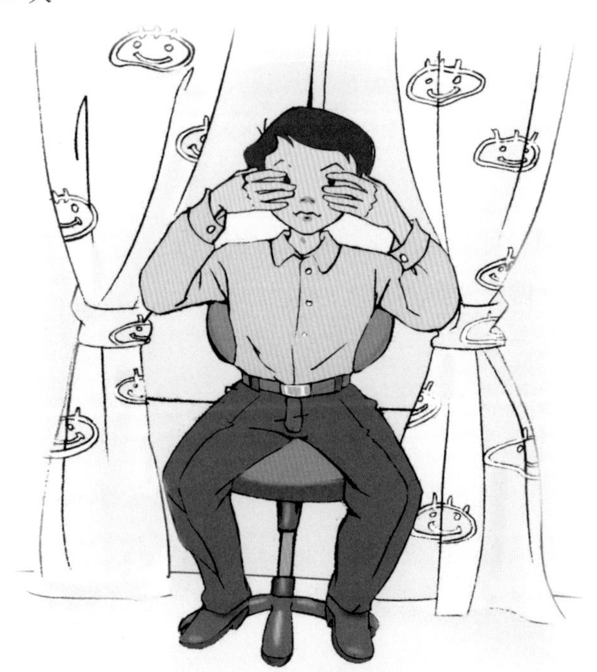

④ 絲竹空

【定位】眉梢外側凹陷處。

【主治】眼部疲勞症、目赤痛、頭痛等。

【手法】以拇指或食指點揉、按摩絲竹空穴，每次約3分鐘，每日2次。

⑤ 太陽

【定位】在眉梢與外眼角中間，向後約1寸凹陷處。

【主治】眼瞼炎、視物不清、急性結膜炎、偏頭痛、三叉神經痛。

【手法】用食指或拇指點揉太陽穴，每次約3分鐘，每日2次。

2. 按摩保健法

眼部掌用按摩法包括按、摩、抹、揉、平推等手法。

① 按摩上下眼眶

以雙手食指從睛明穴開始沿眶下緣，慢慢向眼外角摩與按，再沿眼眶上從眉頭按與摩慢慢至眉梢。如此操作6次，每天做2～3次。

按摩上下眼眶，可改善局部血循環狀況，防治眼疲勞症，視物不清，近視等病症。

② 揉眼球

先閉眼，然後用雙手食、中指輕揉兩眼球。按揉時可先順時針操作36次，再逆時針按揉36次。用力適度時感到舒適輕鬆，眼前無不適感覺，每日可做2～3次。

此按揉法，能改善眼睛血液循環，降低眼壓使之恢復正常，明目美眼。

③ 平推印堂

用拇指自下而上平推印堂穴（定位：鼻梁直上，兩眉中間）36 次，每日可做 2～3 次。

此平推法可明目，防治前額痛，減少額部皺紋。

④ 快速閉目

反覆做 5～6 次閉目睜眼動作，閉目時，用意念轉動眼球 3 次。上、下午各做一次。

此法可滑潤眼球，防止雙目乾澀及眼部疲勞症。

⑤ 抹眼瞼

閉目，以雙手食、中、無名三指，從內眼角向外眼角及太陽穴的位置抹 36 次，每日 2～3 次。

此抹法，可緩解眼部疲勞，改善眼瞼部血循環，減少眼角的皺紋。既能保健又有美容效果。

注意：做眼部按摩時，應閉目，操作宜輕柔。

面　部

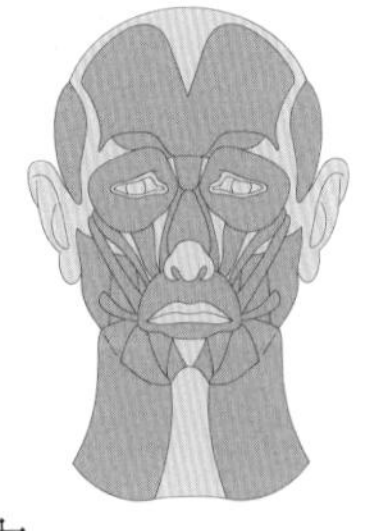

1. 指壓穴位療法

① 迎香

【定位】鼻翼旁 0.5 寸，鼻唇溝內。

【主治】鼻炎、鼻竇炎、面神經麻痹、面癢水腫。

【手法】以雙手食指按揉、點壓迎香穴，動作宜輕柔，約5分鐘，每日2次。

② 頰車

【**定位**】下頜角前上方一橫指，用力咬牙時，咬肌隆起處。

【**主治**】面肌痙攣、下頜關節炎、牙齦腫痛、面神經麻痹、三叉神經痛。

【**手法**】以拇指按壓、點揉頰車穴，先按順時針方向點揉36次，再逆時針點揉36次，每日2次。

③ 攢竹

【**定位**】眉毛之內側端，即眶上切跡處。

【**主治**】前額痛、眼瞼震顫（眼皮跳動）、近視、流淚、面神經麻痹。

【**手法**】用右手拇、食指同時按壓、點揉雙側攢竹穴，約5分鐘，每日2次。

④ 魚腰

【**定位**】在眉毛正中，眼平視，下對瞳孔處。

【**主治**】眶上神經痛、眼肌麻痹、近視、三叉神經痛。

【**手法**】以食指按揉魚腰穴，約5分鐘，每日操作2次。

⑤ 水溝

【**定位**】人中溝上1／3與下2／3交界處。

【**主治**】口眼部肌肉痙攣、中暑、面部水腫、休克、癔病等。

【**手法**】以拇指按壓、點揉人中穴，約10分鐘，每日

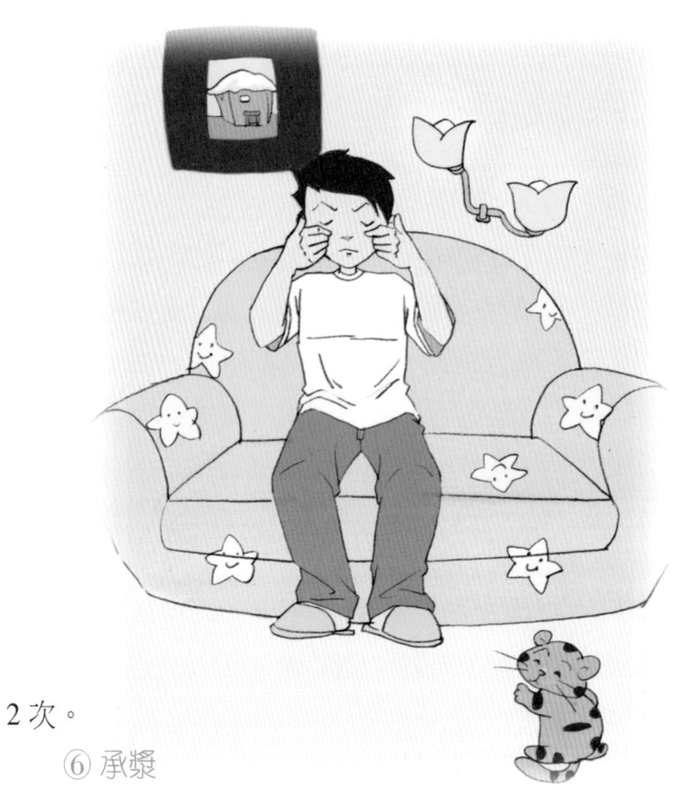

2次。

⑥ 承漿

【定位】下頷正中線，下唇緣下方凹陷處。

【主治】面神經麻痺、三叉神經痛、牙痛、口腔潰瘍等。

【手法】以右手拇指按揉承漿穴，每次5～10分鐘，每日操作2次。

⑦ 陽白

【定位】眼平視，直對瞳孔，眉上1寸處。

【主治】眶上神經痛、面神經麻痺、眼瞼下垂、眼病等。

【手法】用雙手食指，分別按在兩個陽白穴上，點揉5～10分鐘，每日2次。

⑧ 地倉

【定位】口角外側旁開0.4寸處。

【主治】三叉神經痛、面神經麻痺、聲啞等。

【手法】以食指尖端按壓在地倉穴上，先按順時針方向點揉36次，再按逆時針方向點揉36次。每日操作2次。

2. 按摩保健法

① 乾洗臉

先閉目，拇指放在側臉部（耳前），四指放在臉前部，自下而上，再自上而下，反覆搓臉60次，每日2次。

此法可明顯改善面部血循環狀況，提高機體抗病能力，防治面部肌肉震顫、疼痛，並能防治感冒等病症。開車族施行此法前，宜洗淨面部、手部後再操作。

② 按摩鼻旁

以雙手拇指，自下而上，再自上而下擦、摩鼻梁兩側肌肉，約5分鐘，使之產生溫熱感為好。

此法可促進面部、鼻部的血液循環，防治鼻竇炎、鼻出血等病症。

③ 抹面頰

用手掌從鼻旁向耳前平抹，反覆操作36次，每日2次。

此法可緩解面部肌肉緊張度，防止面神經痛，並能消除小皺紋。

④ 叩齒攪海

閉唇，上下牙相叩 36 次，再用舌在唇齒間攪抹，先順時針做 36 次，再逆時針做 36 次，並將津液徐徐吞下（據國外醫學專家研究證明，人的津液中含有多種殺菌抗癌的有效成分，吞下對人有益），最後再叩齒 36 次即可。

此法可改善口唇部血液循環，調節面部神經，防治三叉神經痛、面神經麻痺等症。

耳　部

1. 指壓穴位療法

① 耳門

【定位】耳屏上切跡前，張口呈現凹陷處。

【主治】耳鳴、耳聾、中耳炎、牙痛、下頷關節炎等。

【手法】以食指指端按、揉耳門穴，兩穴各操作 5 分鐘，每日 2 次。

② 聽宮

【定位】張口時，耳屏正中前凹陷處。

【主治】外耳道炎、耳鳴、耳聾、中耳炎等。

【手法】以雙手食指分別按、揉聽宮穴，約 5 分鐘，每日 2 次。

③ 聽會

【定位】聽宮穴下方，耳屏間切跡前凹陷處。

【主治】耳鳴、耳聾、中耳炎、牙痛、面神經麻痹等症。

【手法】以雙手拇指按壓、點揉聽會穴，約5分鐘，每日2次。

④ 醫風

【定位】耳垂後，乳突和下頷骨之間凹陷處。

【主治】耳鳴、耳聾、腮腺炎、下頷關節炎、牙痛、眼痛等。

【手法】用兩手食指分別按、揉醫風穴（兩側各一穴），約5分鐘，每日2次。

⑤ 醫明

【定位】在醫風穴後1寸處。

【主治】遠視、近視、耳鳴、頭痛、失眠等。

【手法】以雙手食指分別揉、按耳後的醫明穴，約5分鐘，每日操作2次。

2. 按摩保健法

① 按摩耳垂

用雙手拇、食指捏住耳垂，按順時針方向按、摩36次，再按逆時針的方向按與摩36次，最後，再輕輕向下牽拉耳垂12次，每日操作2次。

此法可改善耳部血液循環狀況，明目，防治近視、散光等症。這主要因為中醫耳針的眼部治療點就位於耳垂中央。

② 抹擦耳廓

用雙手分別捂住兩耳，先由前向後摩擦耳廓前方，再由後向前摩擦耳廓後面，反覆摩擦 36 次，可使整個耳廓變暖，溫度略有升高，每日操作 2 次。

此法既能防治耳鳴，又可疏通氣血，調節五臟六腑的功能，這是因為中醫耳針穴位，包括全身五臟六腑的治療點，堅持操作此法就可達到上述目的。

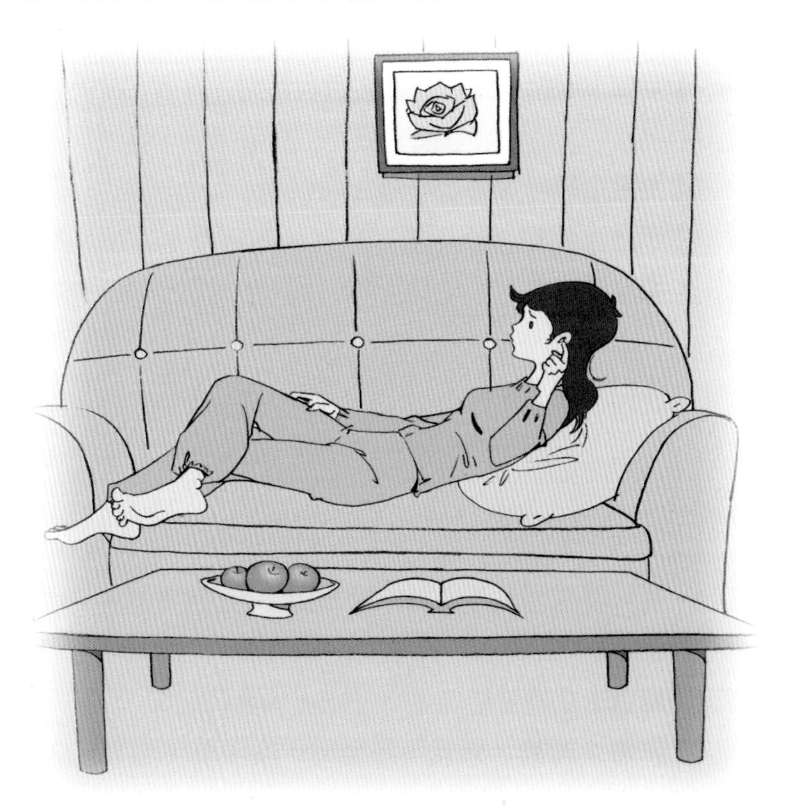

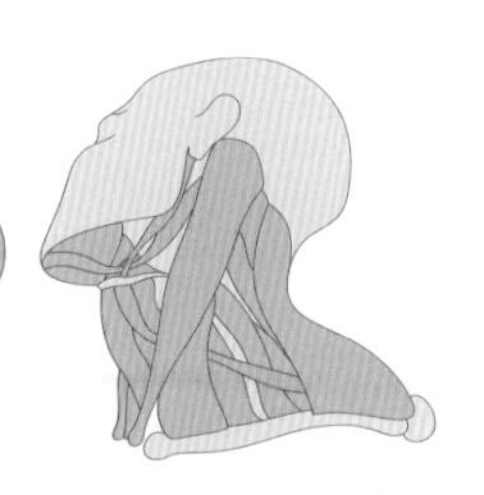

頸項部

1. 指壓穴位療法

① 人迎

【定位】喉結旁開 1.5 寸。

【主治】咽喉腫痛、高血壓、甲狀腺腫等。

【手法】食指壓在人迎穴上，用按、揉的手法，約 5 分鐘，每日操作 2 次。注意運用手法宜輕柔，不能使蠻勁。

② 扶突

【定位】喉結旁開 3 寸（人迎穴外側，胸鎖乳突肌後緣處）。

【主治】咳喘、聲音嘶啞、咽痛等。

【手法】用雙手食指放在兩側扶突穴上，手法可用按壓、點揉等，操作約 5 分鐘，每日 2 次。

③ 天柱

【定位】在項後髮際正中旁開約 1.3 寸處。

【主治】頸項痛、頸部肌肉勞損、後頭痛、神經衰弱等。

【手法】用食指點揉、按壓天柱穴，約 5 分鐘，至局部有酸、麻、脹的感覺時即可。每日操作 2 次。

④ 風池

【定位】在枕骨粗隆直下凹陷處與乳突之間。

【主治】頭暈、頭痛、頸椎病、高血壓、感冒、失眠等。

【手法】用食、拇兩指，分別按壓、點揉雙側風池穴（人體穴位大多數同名穴有兩個）約 5 分鐘，以局部有酸脹感為好。頭痛眩暈較重者可延長治療時間至 10 分鐘，每日操作 2 次。

⑤ 天容

【定位】在下頜角後下方，當胸鎖乳突肌前緣。

【主治】頸項痛、扁桃體炎、耳鳴等。

【手法】雙手食指分別放於兩側天容穴上，用揉、按的手法，約 5 分鐘，每日 2 次。

2. 按摩保健法

① 推拿頸項

食指、中指、無名指併攏，與拇指一起捏拿後側頸項部肌肉，然後鬆手，如此反覆操作 36 次。再用滾法施於兩側頸項部，自上而下，再自下而上反覆操作 36 次，同時配合頭部左右緩慢轉動，左右各 6 次。每日操作 2 次。

此法能疏通經絡、血脈，防治頸項強痛、頸椎病、落枕等病症。

② 搓抹頸部

用手掌對搓十幾次至有溫熱感時，將左右手掌分別放於頸部兩側，然後向後搓抹，再回搓至頸側，如此反覆搓 36 次，每日操作 2 次。

此法可改善頭頸部血液循環狀況，防止腦部供血不足、頸椎病的發生，適宜開車族經常使用。

③ 平推頸部

操作者用掌根部，平推患者後頸部，自上而下，再從下而上，反覆平推36次，注意操作者用力宜輕柔，不可太用力。此法適宜雙人互作頸部按摩使用。其作用為促進頭頸血液循環，防治頸項腫痛。

手　腕

1. 指壓穴位療法

① 大陵

【定位】仰掌，腕關節橫紋正中，兩筋之間。

【主治】腕關節及周圍軟組織疾患、心動過速、胃

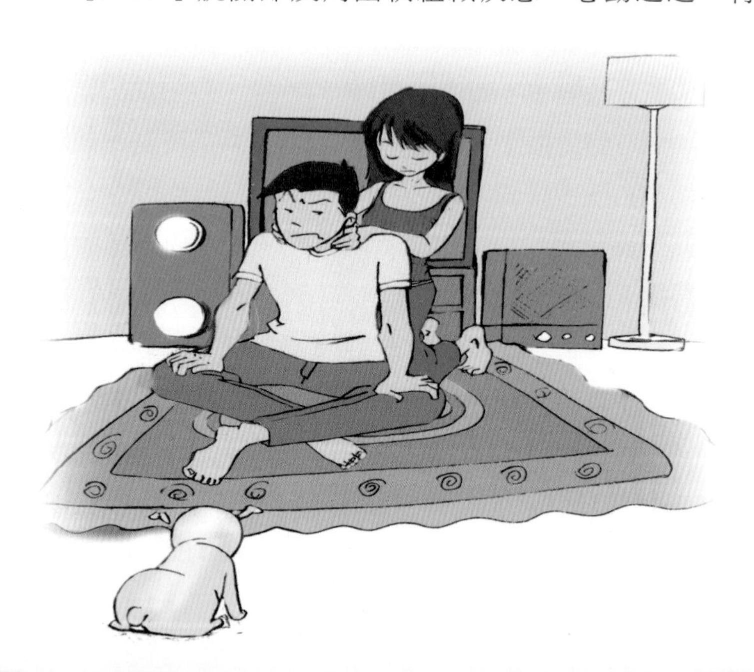

炎、失眠、肋間神經痛。正常人指壓此穴，可起到保護手腕關節正常功能的作用。

【手法】用食指點揉另一手的大陵穴，先按壓 3 分鐘，停 1 分鐘，再壓 3 分鐘，邊按壓邊點揉，此法為間歇性刺激。每日操作 2 次。

② 勞宮

【定位】屈指握拳時中指指尖所點處（在第二、三掌骨間）。

【主治】手指勞累所致麻木、手掌多汗、中暑等。

【手法】用一手拇指按、揉另一手掌的勞宮穴，先順時針方向按揉 36 次，再逆時針按揉 36 次。每日操作 2 次。

③ 陽池

【定位】俯掌，在第三、四掌骨直上，腕橫紋凹陷中。

【主治】腕關節及周圍組織疾患、骨質增生等。

【手法】一手食指放在另一手陽池穴上，按壓、點揉 5 分鐘，然後再換另一手食指操作 5 分鐘。每日 2 次。

④ 中渚

【定位】俯掌，在第四、五掌骨間，掌指關節後方凹陷處。

【主治】手背疼痛、五指屈伸不利、頭痛、肩背痛、視物不清等。

【手法】用拇指按、揉中渚穴，每次 5～10 分鐘，每日 2 次。

⑤ 後谿

【定位】輕握拳，第五指掌關節後外側，橫紋盡頭。

【主治】手掌腫痛、腰痛、盜汗、肋間神經痛等。

【手法】以拇指按壓、點揉後谿穴，每次 5～10 分鐘，每日 2 次。

⑥ 腕骨

【定位】輕握拳，在手背尺骨側，當第五掌骨與豌豆骨之間凹陷處。

【主治】腕關節炎、指關節炎、頭痛、耳鳴、胃炎等。

【手法】以拇指按、揉腕骨穴，先按順時針方同按揉 36 次，再按逆時針方向按揉 36 次。每日操作 2 次。

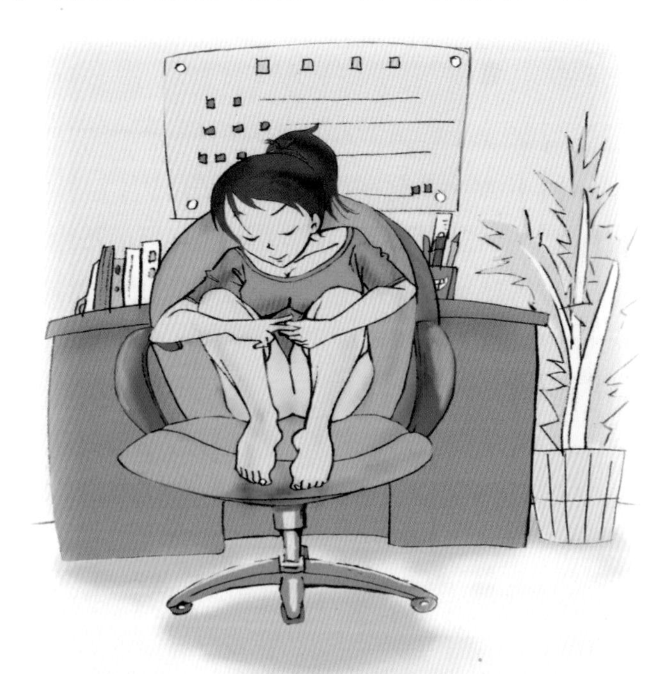

⑦ 合谷

【定位】拇、食兩指伸展時，當第一、二掌骨之中點，稍偏食指處。

【主治】預防感冒、目痛、牙痛、神經衰弱、風疹、鼻出血等。

【手法】以拇或食指按壓、點揉合谷穴，每次 5～10 分鐘，每日 2 次。

註：經常做乾洗臉，指壓合谷穴，可有效地預防感冒、上呼吸道感染等病。

⑧ 少商

【定位】拇指橈側距指甲角約 0.1 寸許。

【主治】扁桃體炎、感冒、咳嗽等。

【手法】用食指尖端點揉少商穴，每次 5 分鐘，每日 2 次。

⑨ 魚際

【定位】仰掌，當第一掌骨中點之橈側，赤白肉際處。

【主治】咳嗽、咽炎、扁桃體炎、發熱、手部肌肉疼痛。

【手法】以拇指按壓、點揉魚際穴，每次 10 分鐘。每日 2 次。

2. 按摩保健法

① 按、捏手腕

將手腕放在桌子上，用對側手掌根或小魚際部按揉腕部，先順時針按揉36次，再逆時針按揉36次。然後，用對側手拇、食指捏住腕部的背側和掌面，以拇指揉腕背36次。

此法有疏通經絡，防治腕痛、腕關節炎的作用。

② 抖動手指及腕部

用對側拇、食指抓住中指上下抖動36次，使手指及腕得到被動運動，每日2次。

此法可使手指及腕部放鬆，促進手指血液的微循環，防治手指痙攣、手指關節炎。

③ 撚、拔手指

用對側手的拇、食指撚揉各指，從根部到指端，反覆撚36次。再用拇、食指拔伸各手指，但用力宜輕柔，每指拔伸6次。每日操作2次。

此法的作用為活血通經絡，防治指關節發炎。

肩臂部

1. 指壓穴位療法

① 肩井

【定位】大椎穴與肩峰連線之中點，肩部高處。

【主治】肩背痛、頸項疼痛等。

【手法】以食指按、揉肩井穴，每次10分鐘。每日2次。

②肩髃

【定位】三角肌上部的中點，肩峰與肱骨大結節之間，肩平舉時，肩前呈現凹陷處。

【主治】肩周炎、肩臂痛、上臂無力、多汗症等。

【手法】以食指點揉、按壓對側的肩髃，每次 10 分鐘，若雙臂均疼痛，可換另一手食指，按揉對側的肩髃穴。每日 2 次。

③曲池

【定位】屈肘呈直角，在肘窩橈側橫紋頭至肱骨外上骸之中點。

【主治】上肢關節痛、高血壓、蕁麻疹、發熱、目赤痛。

【手法】以拇指按、揉曲池穴，每次 15 分鐘，再換另一手按、揉對側的曲池，也按揉 5 分鐘。每日操作 2 次。

註：此穴降血壓作用較明顯，有高血壓病家族史的開車族，掌指壓此穴有預防高血壓病的作用。

④手三里

【定位】在曲池穴下約 2 寸處。

【主治】肩臂痛、上肢麻木、消化不良。

【手法】以拇指或食指按、揉手三里穴，先順時針揉 36 次，再按逆時針方向揉 36 次。每日 2 次。

⑤天井

【定位】屈肘時，當肘尖上方 1 寸凹陷處。

【主治】肘關節及周圍軟組織疾患、偏頭痛、扁桃體

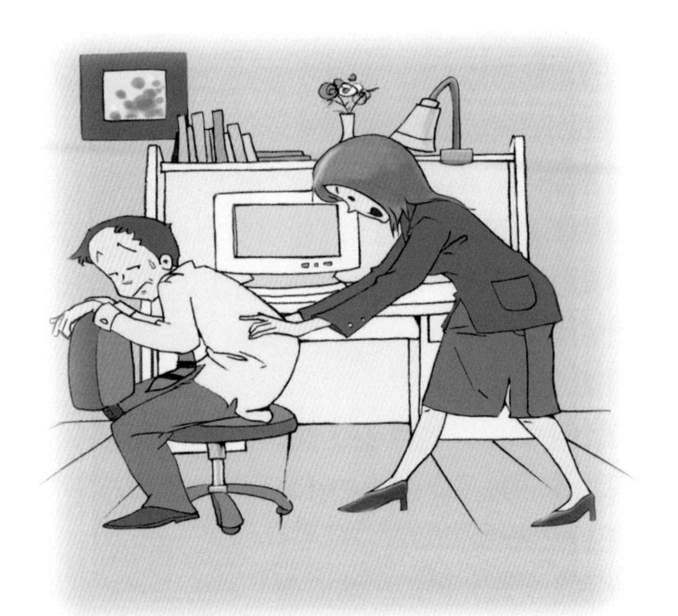

炎等。

【手法】以食指按壓、點揉天井穴，每次10分鐘，每日2次。

⑥ 四瀆

【定位】伏掌橫臂，肘下5寸，內骨之間處。

【主治】前臂疼、上肢麻木、神經衰弱、眩暈、頭痛、耳鳴等。

【手法】用拇指或食指揉、按四瀆穴，每次10分鐘，每日2～3次。

⑦ 支溝

【定位】手背側腕橫紋上3寸。

【主治】肩臂痛、肋間神經痛、習慣性便秘等。

【手法】用拇指指端點揉、按壓支溝穴，每次10分鐘，每日 2 次。

註：支溝穴對脇痛有明顯的療效，一般按揉 10 分鐘即可止痛。

⑧ 外關

【定位】手背腕橫紋上 2 寸，兩骨之間。

【主治】上肢關節炎、前臂疼痛、偏頭痛、耳鳴、感冒、發熱等。

【手法】用食指按、揉外關穴，順時針方向按揉 36 次，再按逆時針方向操作 36 次，每日 2 次。

⑨ 間使

【定位】伸臂，仰掌，內關穴上 1 寸，兩筋之間（或腕橫紋正中直上 3 寸）。

【主治】心動過速、胃痛、瘧疾、癔病、癲癇等。

【手法】以拇指按壓、點揉對側的間使穴，每次 10 分鐘，每日 2 次。

⑩ 內關

【定位】伸臂，仰掌，腕橫紋正中直上 2 寸，兩筋之間。

【主治】胃痛、嘔吐、心動過速、胸痛、心絞痛等。

【手法】用拇指稍用力按壓、點揉內關穴，每次 10～15 分鐘，每日 2 次。

註：正常人經常按壓內關穴，可預防胃病、心悸等病症，並有提高免疫力的作用（另外按壓內關穴，對中暑、暈車引起的嘔吐也有明顯的效果）。

⑪ 神門

【定位】仰掌，腕橫紋尺側端凹陷處。

【主治】神經衰弱、心悸、失眠、健忘、?病。

【手法】用食指點揉、按壓神門穴，每次 10～15 分鐘，睡前操作 1 次。

註：神門穴有安神、寧心的作用，對神經衰弱引起的失眠、心動過速有預防作用，一般失眠者每日睡前操作 1 次，7 次為一療程，均可收到較好的療效。

2. 按摩保健法

① 拿肩臂肌肉

食、中、無名指併攏與拇指一起，拿捏肩臂肌肉（若不方便亦可讓另一人協助拿捏）。先自上而下，然後自下而上，反覆操作 36 次，用力宜適中，既不能太用力，也不可過輕。每日操作 2 次。

此法可改善開車族因長時間坐姿工作引起的肩臂肌肉疲勞狀況，促進局部血液循環，防治肩臂疼痛。

② 搓、滾肩臂

操作者，用雙手掌反覆搓患者的上臂及前臂，然後用滾法在患者肩部反覆自上而下滾動，共操作 15 分鐘，每日 2 次。

此法可疏通經絡、血脈，防治肩周炎、手臂肌肉勞損、肘關節炎等病症。

③ 彈撥手臂肌肉

伏案或屈肘下垂，用食、中、無名指、小指彈撥手臂肌肉，先從上臂開始，再向下彈撥前臂肌肉，反覆運用手法，每次 15 分鐘，至局部酸脹、有溫熱感而止。

此法作用為預防肌肉疼痛、麻痹，防治上肢關節炎。

背　部

1. 指壓穴位療法

① 心俞

【定位】第五胸椎棘突下旁開 1.5 寸。

【主治】神經衰弱、心動過速、肋間神經痛、背部肌肉強痛。

【手法】操作者，用雙手拇指分別按壓在患者兩側心俞穴位上，邊按壓、邊點揉，先順時針方向揉 36 次，再按逆時針方向揉 36 次。每日 2 次。

需要說明的是，背部指壓穴位療法，應讓別人幫助按壓，但操作者運用手法時，用力應輕柔，不可用力過猛。

② 風門

【定位】第二胸椎棘突旁開 1.5 寸處。

【主治】支氣管炎、感冒、肩背軟組織勞損等。

【手法】操作者用拇指按壓、點揉患者風門穴，每次 5 分鐘，每日 2 次。

③ 肺俞

【定位】第三胸椎棘突旁開 1.5 寸。

【主治】支氣管炎、哮喘、自汗、胸滿不適。

【手法】操作者用拇指按壓患者肺俞穴，每次 5 分鐘，在按壓的同時，應結合點揉的手法。每日 2 次。

④ 天宗

【定位】肩胛岡下窩的中央。

【主治】肩胛區酸痛、背部肌肉勞損。

【手法】操作者，用雙手拇指分別按壓患者兩個天宗穴上，按、揉結合操作 5 分鐘。每日 2 次。正常人常指壓此穴，有預防背部肌肉勞損的作用。

⑤ 督俞

【定位】第六胸椎棘突旁開 1.5 寸。

【主治】腹痛、腸鳴、皮膚搔癢等。

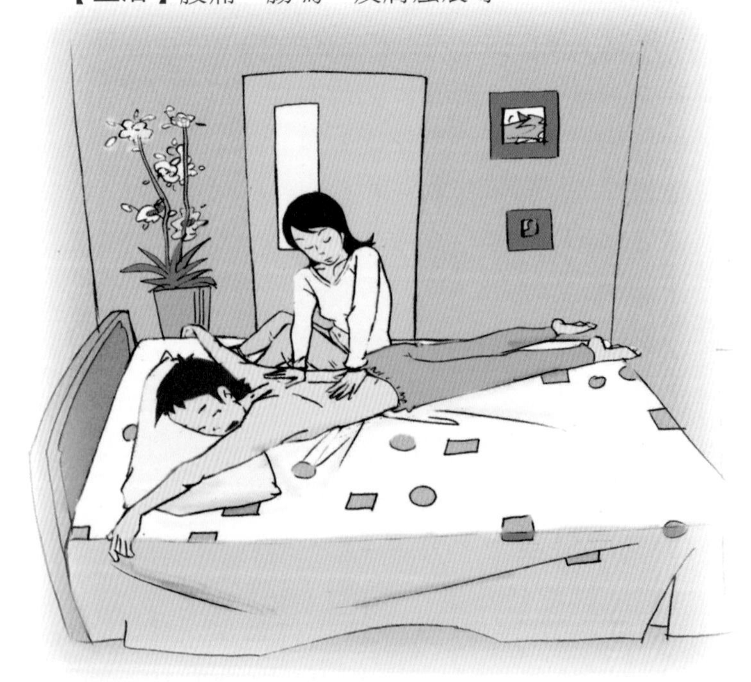

【手法】操作者，用食指按壓點揉患者督俞穴，每次5～10分鐘。每日操作2次。

⑥ 膈俞

【定位】第七胸椎棘突旁開1.5寸。

【主治】膈肌痙攣、神經性嘔吐、貧血等。

【手法】操作者，以右手食指點揉、按壓患者一側膈俞穴5分鐘，再換左手食指點揉、按壓患者另一側膈俞穴5分鐘。每日操作2次。

⑦ 肝俞

【定位】第九胸椎棘突旁開1.5寸。

【主治】兩脇脹痛、胃炎、肝病、神經衰弱、眼病等。

【手法】操作者，以手指按壓患者肝俞穴，按順時針方向點揉36次，再按逆時針方向點揉36次。每日操作2次。

⑧ 膽俞

【定位】第十胸椎棘突旁開1.5寸。

【主治】膽囊炎、胃炎、胸脇痛、胸腹脹滿、口苦、噁心等病症。

【手法】操作者，用雙手拇指分別按、揉患者兩個膽俞穴，每次10分鐘。每日操作2次。

⑨ 脾俞

【定位】第十一胸椎棘突旁開1.5寸。

【主治】胃炎、胃下垂、消化不良、神經性嘔吐、肢體乏力、腸炎等。

【手法】操作者，以雙手拇指按、揉患者兩側脾俞穴，約 10 分鐘，每日操作 2 次。

⑩ 胃俞

【定位】第十二胸椎棘突旁開 1.5 寸。

【主治】胃痛、胃炎、胰腺炎、胃下垂、腸炎、食慾不佳、脊背疼。

【手法】操作者，用雙手拇指，分別按、揉患者兩側胃俞穴，每次 10 分鐘。每日操作 2 次。

⑪ 三焦俞

【定位】第一腰椎棘突旁開 1.5 寸。

【主治】胃炎、腸炎、神經衰弱。

【手法】操作者，以雙手拇指按、揉患者兩側三焦俞約 10 分鐘。每日操作 2 次。

2. 按摩保健法

① 滾、推背肌

操作者用右手滾法在患者背部先自下而上，再自上而下滾 36 次。然後用手掌放在患者的脊椎兩側背肌上，從腰部推至肩部，反覆推 36 次，至局部肌肉有溫熱感為止。每日操作 2 次。此法可疏通經絡、血脈，防治背部肌肉勞損、背部疼痛等症。

② 摩、擦背肌

操作者以手掌在患者背部摩、擦背肌，每次 15 分鐘，至局部肌肉發熱為止，每日 2 次。

此法有促進背部血液循環，提高機體抗病能力的作用。正常人經常摩、擦背肌有預防背部肌肉勞損、腰背痛的效果。患者常摩、擦背肌則有較好的治療背部酸痛的作用。

③ 拍打背部

自己用手拍打對側的背肌，或讓別人輕拍背肌，左右側各 36 次，每日 2 次。

此法是施行輕拍，使局部受損的肌肉恢復正常，血脈運行通暢。進而達到防治背酸痛的目的。

④ 拿、捏背肌

操作者用雙手拿、捏患者背肌，先從上至下拿捏，然後再從下至上拿捏，各操作 36 次，手法宜輕揉，不宜太重。每日 2 次。

此法可有效地緩解腰部肌肉緊張狀況，改善背部肌肉的血液循環，防治背痛、背部肌肉勞損及胃炎等病症。

⑤ 彈撥背肌

操作者右手捏住背肌，自上而下以拇指彈撥 36 次，每日操作 2 次。

此法可放鬆背部肌肉，促進血液循環，止痛。

腹部

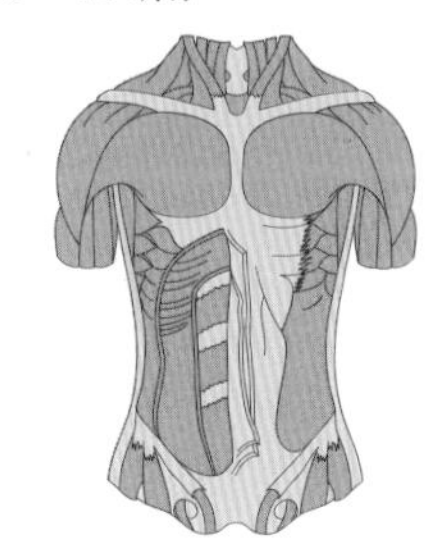

1. 指壓穴位療法

① 中脘

【定位】腹前正中線，肚臍上 4 寸。

【主治】急慢性胃炎、消化不良、胃痛、嘔吐、腹脹等。

【手法】用拇指輕按、揉中脘穴，每次10分鐘，有酸脹為好。每日操作2次。

② 天樞

【定位】肚臍旁開2寸。

【主治】急慢性腸炎、急慢性胃炎、便秘等。

【手法】以拇指按、揉天樞穴，先按順時針方向按揉36次，再按逆時針方向按揉36次。每日操作2次。

③ 大橫

【定位】臍旁開3.5寸。

【主治】腹脹、腹瀉、小腹痛、便秘、腸鳴。

【手法】用雙手拇指分別按揉兩側大橫穴，約10分鐘，每日操作2次。

④ 氣海

【定位】腹前正中線，臍下1.5寸。

【主治】腹脹、腸鳴、腹痛、痛經、月經不調、尿頻等。

【手法】以右手拇指按、壓氣海穴，中度手法，既不可太重，也不宜太輕，每次15分鐘。每日操作2次。

⑤ 關元

【定位】腹前正中線，臍下3寸。

【主治】腹痛、腹瀉、泌尿系感染、盆腔炎、月經不調、子宮下垂等。

【手法】用右手拇指以中度手法按、揉關元穴，先順時針方向按、揉 36 次，再按逆時針方向按、揉 36 次。每日操作 2 次。

註：關元穴為人體三大保健穴之一。正常人經常按、揉此穴，可起到疏通經絡、血脈，提高機體抗病能力，有強身健體的作用。

⑥ 水道

【定位】臍下 3 寸，關元穴旁開 2 寸。

【主治】泌尿系感染、腹脹等。

【手法】以雙手拇指按、揉水道穴，約 10 分鐘，有酸脹感為好。每日操作 2 次。

⑦ 中極

【定位】腹前正中線，臍下 4 寸。

【主治】泌尿道感染、盆腔炎、月經不調、尿頻、痛經等。

【手法】用拇指按、揉中極穴，採用間歇性刺激的手法，即先按揉 5 分鐘，停 1 分鐘，然後按 5 分鐘，反覆 3 次。每日操作 2 次。

⑧ 歸來

【定位】臍下 4 寸，中極穴旁開 2 寸。

【主治】月經不調、疝氣、閉經等。

【手法】用雙手拇指，分別按、揉兩側歸來穴，有酸脹感為好。每日操作 2 次。

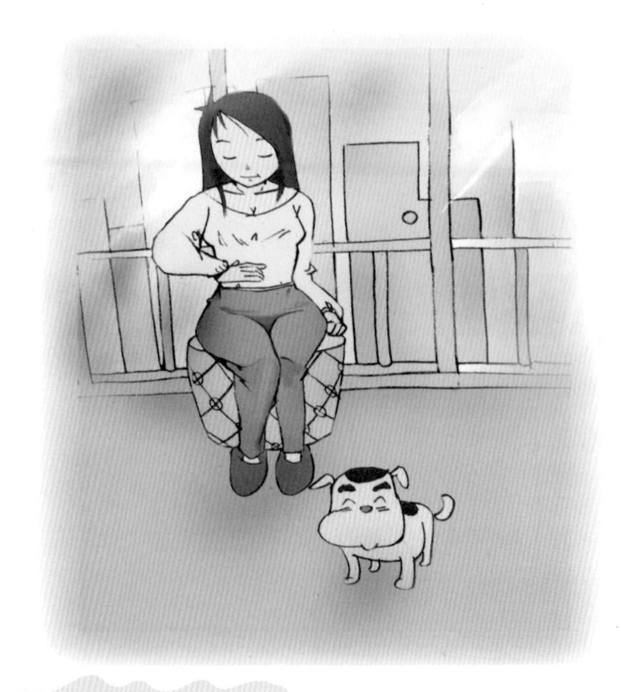

2. 按摩保健法

① 摩、擦腹部

將肘關節彎曲，肩部放鬆，用食、中、無名指、小指摩、擦腹部，正常人摩、擦胃脘部及少腹部。患有腹脹、腹痛病症的患者宜摩、擦患處。操作時，四指著力部分需隨著腕關節連動前臂並做盤旋活動，用力要自然、均勻，腕部活動須逐步擴大，盤旋速度每分鐘 100 次左右為好。每次約摩、擦 15 分鐘，一日如此操作 2 次。

② 平推腹肌

用右手掌從胃脘部向下平推至臍部，再從臍部平推至胃脘部，反覆平推 60 次。操作時，腕關節伸直，使前臂和手掌接近相平，手指任其鬆開，手掌要全部貼在被操作的部位上，以上臂帶動手掌做均勻的往返平推，肘關節下垂而內收，腕部要靈活。掌下用力不宜太大，來回往返需循直線進行，不可歪斜。此法自己操作或請別人施於手法均可。每日 2 次。

腰　部

1. 指壓穴位療法

① 命門

【定位】在第二腰椎與第三腰椎棘突之間。

【主治】腰痛、腰扭傷、脊柱炎、坐骨神經痛、盆腔炎等。

【手法】操作者，以拇指點揉、按壓患者命門穴，手法宜輕柔，每次約 10 分鐘。每日 2 次。

② 腎俞

【定位】第二腰椎棘突旁開 1.5 寸。

【主治】腰部軟組織損傷、腰肌勞損、腰腿痛、尿路感染。

【手法】操作者用雙手拇指點揉、按壓患者腰部兩側腎俞穴，每次 10～15 分鐘。每日 2 次。

註：正常人經常按、揉腎俞穴，有益腎保健，增強機體抗病能力，防止腰肌勞損的作用。

③ 志室

【定位】第二腰椎棘突旁開 3 寸。

【主治】腰痛、前列腺炎、小便不利等。

【手法】操作者用雙手拇指按壓、點揉患者腰部兩側的志室穴，每次 10 分鐘。每日操作 2 次。

④ 氣海俞

【定位】第三腰椎棘突旁開 1.5 寸。

【主治】腰脊痛、月經不調、腰肌勞損等。

【手法】操作者，以雙手拇指同時點揉、按壓患者的兩側氣海俞，每次約 10 分鐘。每日操作 2 次。

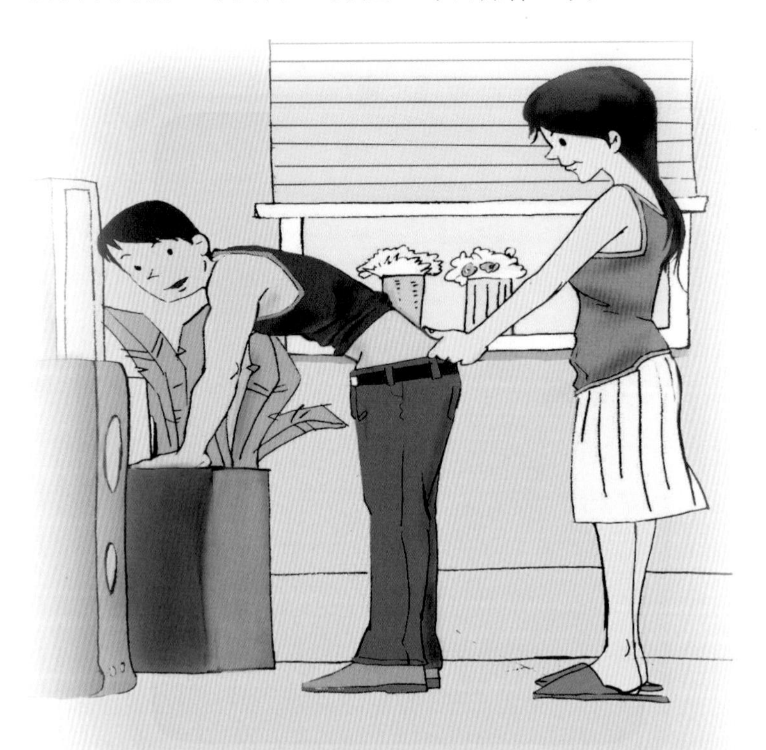

⑤ 腰眼

【定位】第三腰椎棘突旁開 3 寸處。

【主治】腰背酸痛、腰肌勞損、腎下垂等。

【手法】操作者，以雙手拇指按、揉患者腰眼穴，有酸脹感為好，每次約 10 分鐘。每日操作 2 次。

⑥ 關元俞

【定位】第五腰椎棘突旁開 1.5 寸。

【主治】腰痛、膀胱炎、盆腔炎、尿頻等。

【手法】操作者，用拇指邊按邊揉患者關元俞，每次約 10 分鐘。每日操作 2 次。

⑦ 膀胱俞

【定位】平第二骶後孔，背正中線旁開 1.5 寸。

【主治】腰骶痛、坐骨神經痛、便秘等。

【手法】操作者用拇指按、揉患者膀胱俞，每次約 10 分鐘。每日操作 2 次。

⑧ 白環俞

【定位】平第四骶後孔，背正中線旁開 1.5 寸。

【主治】坐骨神經痛、腰骶痛、腰脊痛、疝痛等。

【手法】操作者以雙手拇指按、揉患者腰部兩側的白環俞，先按順時針方向揉按 36 次，再按逆時針方向揉按 36 次，每日操作 2 次。

⑨ 秩邊

【定位】第四骶椎棘突旁開 3 寸。

【主治】坐骨神經痛、臀肌勞損、腰骶痛等。

【手法】操作者用雙手拇指點、揉、按壓結合，在患者秩邊穴施用手法，患者局部有酸脹感為好，每次約10分鐘即可。每日操作2次。

2. 按摩保健法

① 拿捏腰肌

操作者用拇指食、中指拿捏患者腰椎兩側肌肉，從上至下，再從下至上，反覆操作60次。操作此手法時，虎口部位向前，每拿捏一次腰骨，就要輕輕運用雙手腕力向上提捏一次。一日如此操作2次。此法宜請別人幫助拿捏。

② 按揉腰肌

操作者用右手掌按、揉患者腰部肌肉，邊按揉邊向下移動，至腰骶部，再向上按揉，每次10～15分鐘，以患者局部有溫熱感為度。

操作此手法時，操作者手掌宜緊貼患者腰部肌肉，用力宜輕柔、均勻，不可用力過猛，腕關節為主連動前臂使附著部分做靈活的上、下按揉，另外，腕部活動幅度要逐步擴大，腕迴旋速度每分鐘80～100次。每日如此操作2次。

腿部

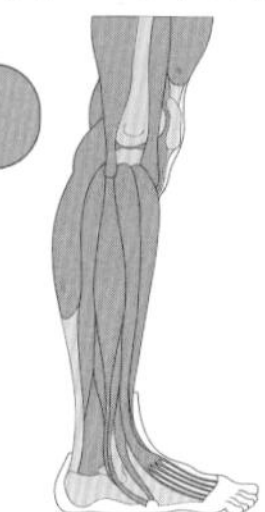

1. 指壓穴位療法

① 環跳

【定位】在股骨大轉子最高點與骶骨裂孔連線的外

1／2 與 2／3 交界處。

【主治】坐骨神經痛、腰腿痛、髖關節及周圍軟組織疾病等。

【手法】操作者用拇指按、揉患者環跳穴，先按順時針方向按揉 36 次，再按逆時針的方向按揉 36 次，用力宜輕柔、均勻。每日操作 2 次。

② 坐骨

【定位】在大轉子與尾骨尖連線中點下 1 寸處。

【主治】坐骨神經痛、下肢腫痛。

【手法】操作者以拇指尖點揉、按壓患者坐骨穴，每次約 10 分鐘，注意手法宜輕柔，不可用力過猛。每日操作 2 次。

③ 承扶

【定位】大腿後側正中線，臀橫紋的中點處。

【主治】腰腿痛、坐骨神經痛、尾椎腫痛等。

【手法】操作者用拇指點按、揉患者承扶穴，每次約 10 分鐘，其手法應輕柔。每日操作 2 次。

④ 殷門

【定位】俯臥，承扶穴直下 6 寸。

【主治】腰痛、背痛、腰椎間盤突出症、坐骨神經痛等。

【手法】操作者以右手拇指按、揉患者殷門穴，每次約 10 分鐘，每日操作 2 次。

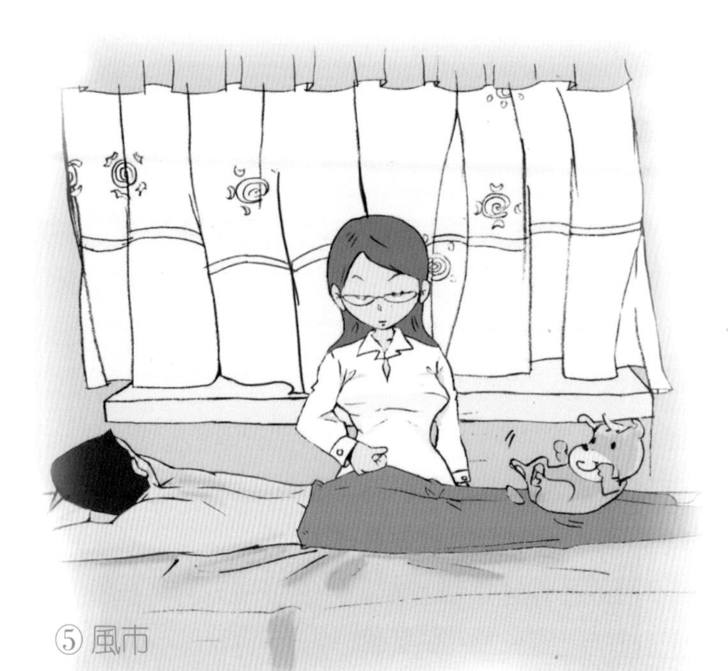

⑤ 風市

【定位】在大腿外側中線，髕骨上緣上 7 寸，或直立時手臂下垂，中指尖所點處。

【主治】腿痛、腰酸痛、膝關節炎、皮膚瘙癢等。

【手法】用拇指點揉、按壓風市穴，先按順時針方向按、揉 36 次，再按逆時針方向按、揉 36 次。每日操作 2 次。

⑥ 膝陽關

【定位】股骨外踝之上方凹陷處，屈膝於膝關節外側，筋骨之間取之。

【主治】膝關節及周圍軟組織疾病，下肢腫痛。

【手法】用拇指按、揉膝陽關穴，用力宜適中，不可過輕或過重，每次約 10 分鐘。每日操作 2 次。

⑦ 伏兔

【定位】髕骨外上緣直上 6 寸。

【主治】腰骶痛，膝關節炎、下肢痲木。

【手法】以右手拇指按壓、點揉伏兔穴，先按順時針方向按、揉 36 次，再按逆時針方向按、揉 36 次。每日操作 2 次。

⑧ 梁丘

【定位】髕骨外上緣上 2 寸。

【主治】腰腿痛、膝關節炎、胃炎、腹瀉等。

【手法】用雙手拇指同時按、揉兩側梁丘穴，每次約 10 分鐘。每日操作 2 次。

⑨ 膝眼

【定位】屈膝，髕骨下緣，髕骨韌帶內外凹陷處。

【主治】膝關節及周圍軟組織疾病等。

【手法】以拇指按、揉膝眼穴，每次約 10 分鐘，手法不宜過重。每日操作 2 次。

⑩ 足三里

【定位】外膝眼下 3 寸，脛骨外側約 1 橫指處。

【主治】急慢性胃炎、急慢性腸炎、體虛乏力、神經衰弱、腹脹、便秘等。

【手法】以拇指按、揉足三里穴，每次 10～15 分鐘。每日按此法操作 2 次。

註：足三里穴為人體三大保健穴之一，正常人經常按揉足三里穴，有健胃強身，增強抗病能力的作用。

⑪ 上巨虛

【定位】足三里穴下 3 寸。

【主治】腹痛、腹瀉、胃炎、腸炎、消化不良等。

【手法】用右手拇指按壓、點揉上巨虛穴，每次約 10 分鐘。每日操作 2 次。

⑫ 豐隆

【定位】外踝上 8 寸，條口穴外 1 寸。

【主治】痰多、咳嗽、頭痛、眩暈、失眠。

【手法】以拇指點揉、按壓豐隆穴，每次約 10 分鐘。手法宜適中，既不可過重，又不能太輕。每日操作 2 次。

⑬ 陽陵泉

【定位】屈膝，在腓骨小頭前下方凹陷處。

【主治】膽囊炎、肋間神經痛、膝關節痛、下肢麻木、高血壓病等。

【手法】以拇指點揉、按壓陽陵泉穴，先順時針按、揉 36 次，再按逆時針方向按、揉 36 次。每日操作 2 次。

⑭ 光明

【定位】外踝上 5 寸，腓骨前緣。

【主治】視神經萎縮、夜盲、偏頭痛等。

【手法】用右手拇指揉、按右腿光明穴，以左手拇指按、揉左腿光明穴，每次約 10 分鐘。每日如此操作 2 次。

⑮ 懸鍾

【定位】外踝上 3 寸，位於腓骨後緣和腓骨長肌腱之間。

【主治】坐骨神經痛，膝、踝關節及周圍軟組織疾病等。

【手法】以雙手拇指按、揉兩腿懸鍾穴，每次約 10 分鐘。每日操作 2 次。

⑯ 委中

【定位】膕窩橫紋之中點。

【主治】腰背痛、膝關節炎、腓腸肌痙攣、急性胃腸炎等。

【手法】以拇指點揉、按壓委中穴，每次約 10 分鐘。每日如此操作 2 次。

⑰ 承山

【定位】俯臥，用力伸直足尖使足跟上提，位於委中穴與足跟之中點，出現「人」字形凹陷處。

【主治】小腿轉筋、腰腿痛、坐骨神經痛等。

【手法】用拇指點揉、按壓承山穴，每次約 10 分鐘。每日如此操作 2 次。

⑱ 飛揚

【定位】崑崙穴直上 7 寸，腓骨後緣，位於承山穴斜下外側約 1 寸。

【主治】風濕性關節炎、腰膝酸痛無力等。

【手法】以拇指一邊按壓，一邊點揉飛揚穴，手法以中度為好，每次約 10 分鐘。每日操作 2 次。

⑲ 陰陵泉

【定位】屈膝，脛骨內側髁下緣，脛骨後緣和腓腸肌間凹陷處。

【主治】腹脹、腸炎、泌尿系統感染、腰腿痛。

【手法】用拇指按、揉陰陵泉穴，先按順時針方向按揉36次，再按逆時針方向按揉36次。每日操作2次。

⑳ 地機

【定位】陰陵泉穴下3寸，脛骨後緣。

【主治】腹肋氣脹、小便不利、月經不調。

【手法】用食指或拇指按、揉地機穴，兩腿各有一穴，每穴按、揉5分鐘。一日操作2次。

㉑ 三陰交

【定位】內踝尖直上3寸，當腓骨後緣。

【主治】腹痛、腹脹、神經衰弱、消化不良、泌尿系統感染、月經不調、痛經等。

【手法】以右手食指或拇指按、揉三陰交穴，每次約10分鐘。每日操作2次。

註：女性開車族，常按、揉三陰交穴，可預防久坐引起的血脈運行不暢、月經失調、痛經、閉經等病症。

㉒ 曲泉

【定位】屈膝，在膝內側橫紋端有凹陷處。

【主治】前列腺炎、疝痛、膝關節炎等。

【手法】以食指或拇指按壓、點揉曲泉穴，每次約10分鐘。每日操作2次。

㉓ 復溜

【定位】太谿穴直上2寸。

【主治】睾丸炎、泌尿系統感染、腿部水腫、腹脹、腰腿痛等。

【手法】用食指或拇指按、揉復溜穴，先按順時針方向輕揉 36 次，再按逆時針方向按揉 36 次。每日操作 2 次。

2. 按摩保健法

① 滾、推腿部

操作者站在患者側面，患者取俯臥位。操作者用滾法施於患者臀部及大腿外側，並沿腿外側向下至踝部，往返 12 次。然後，用掌推法施於腿外側，從大腿至小腿，再往返 12 次。

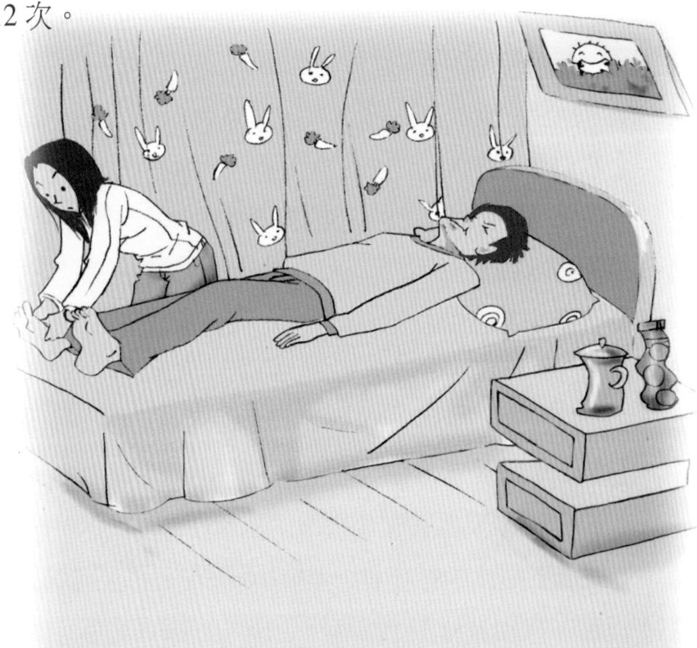

注意：操作者動作，既不能過重，也不能過輕，以患者局部有溫熱感為度。每日操作 2 次。

此法有防治坐骨神經痛、腰腿痛、下肢麻木的作用。

② 搓、抹小腿

操作者站於患者側面，患者取平坐位，小腿放於椅子上。操作者用雙手輕搓患者小腿 36 次，再用左手握住對方腳踝部，右手抹其小腿肌肉 36 次。用力宜均勻、輕柔。每日如此操作 2 次。此法有改善小腿血循環，防治腿痛、膝關節炎及腿部肌肉痙攣的作用。

足踝部

1. 指壓穴位療法

① 湧泉

【定位】足掌心前 1／3 與後 2／3 交界處。

【主治】高血壓、失眠、頭頂痛、頭暈、乏力、足心熱、五趾痛。

【手法】以食指或拇指點揉、按壓對側的湧泉穴，每次約 10 分鐘，每日操作 2 次。

② 照海

【定位】內踝尖直下 1 寸處。

【主治】神經衰弱、水腫、月經不調等。

【手法】用食指按、揉一側的照海穴，每次約 5 分鐘；再換另一手食指按、揉對側的照海穴，每次約 5 分鐘。每日如此操作 2 次。

註：中醫針灸學認為上病取下，下病取上。即：人體上部的病，可取下部的穴位；而人體下部的病，可取上部的穴位進行治療。取照海穴，治療神經衰弱所致頭暈、失眠、多夢等症就是這一治療原則的體現。

③ 然谷

【定位】足內踝前下方，舟骨粗隆下方凹陷處。

【主治】咽喉炎、膀胱炎、消渴病、月經不調等。

【手法】以食指按、揉然谷穴，每次約 10 分鐘。每日操作 2 次。

④ 太谿

【定位】內踝尖與跟腱連線的中點。

【主治】膀胱炎、月經不調、耳鳴、脫髮、神經衰弱、足底痛等。

【手法】以食指點揉、按壓太谿穴，每側太谿約按揉 5 分鐘。每日操作 2 次。

⑤ 太衝

【定位】足部第一、二趾縫上 1.5～2 寸處。

【主治】頭痛、眩暈、高血壓、失眠、四肢酸痛等。

【手法】用食指按、揉一側太衝穴，每次約 5 分鐘；再按、揉另一側太衝穴（每腳各有一穴），每次約 5 分鐘。每日操作 2 次。

⑥ 行間

【定位】足部第一、二趾縫間。

【主治】頭痛、眩暈、肋間神經痛、月經過多等。

【手法】以食指按、揉行間穴，每次約 10 分鐘。每日如此操作 2 次。

⑦ 隱白

【定位】足拇趾內側，距趾甲角 0.1 寸許。

【主治】腹痛、腹脹、月經過多等。

【手法】用食指按壓、輕揉隱白穴，雙側穴位各按揉 5 分鐘。每日如此操作 2 次。

⑧ 公孫

【定位】在足內側，第一跖骨基底部前下緣第一趾關節後 1 寸。

【主治】胃痛、腹脹、嘔吐、急慢性腸炎等。

【手法】以一手拇指按、揉一側的公孫穴，每次約 5 分鐘；再換另一手拇指按、揉對側公孫穴，每次約 5 分鐘。一日如此操作 2 次。

註：公孫穴治腹脹有特效。正常人按上述方法經常按、揉此穴，有健脾益胃、預防胃腸病的作用。

⑨ 申脈

【定位】外踝下緣凹陷處。

【主治】頭痛、內耳性眩暈、踝關節炎、腰腿痛、心悸、耳鳴等。

【手法】以拇指按、揉申脈穴，每次約 10 分鐘；先按壓一側穴位，若療效不明顯，再按壓另一側穴位。一日如此操作 2 次。

⑩ 崑崙

【定位】外踝尖與跟腱中點凹陷處。

【主治】頭痛、踝關節及周圍軟組織疾病等。

【手法】用食指按、揉崑崙穴，每次約 10 分鐘。每日如此操作 2 次。

2. 按摩保健法

① 按揉踝部

患者仰臥，操作者站於旁，按、揉其踝部約 10 分鐘，以患者局部有溫熱感為好，用力應適中，既不能用力過猛，也不能太輕。每日操作 2 次。

此法能疏通經絡，活血，可防治踝關節炎、腳跟痛等病症。

② 平推腳部

用右手掌平推對側腳面及足心，每次約 10 分鐘；然後，換左手掌再平推另一側腳面及足心，每次約 10 分鐘，以腳面及足心均有溫熱感為度。每日如此操作 2 次。

此法能改善足部血液循環、止痛。因此，可預防足部關節及周圍軟組織疾病。

註：足部有許多穴位，分屬於足三陽與足三陰經脈，故平推足部也可起到調節臟腑、強身、健體、增加抗病能力的作用。

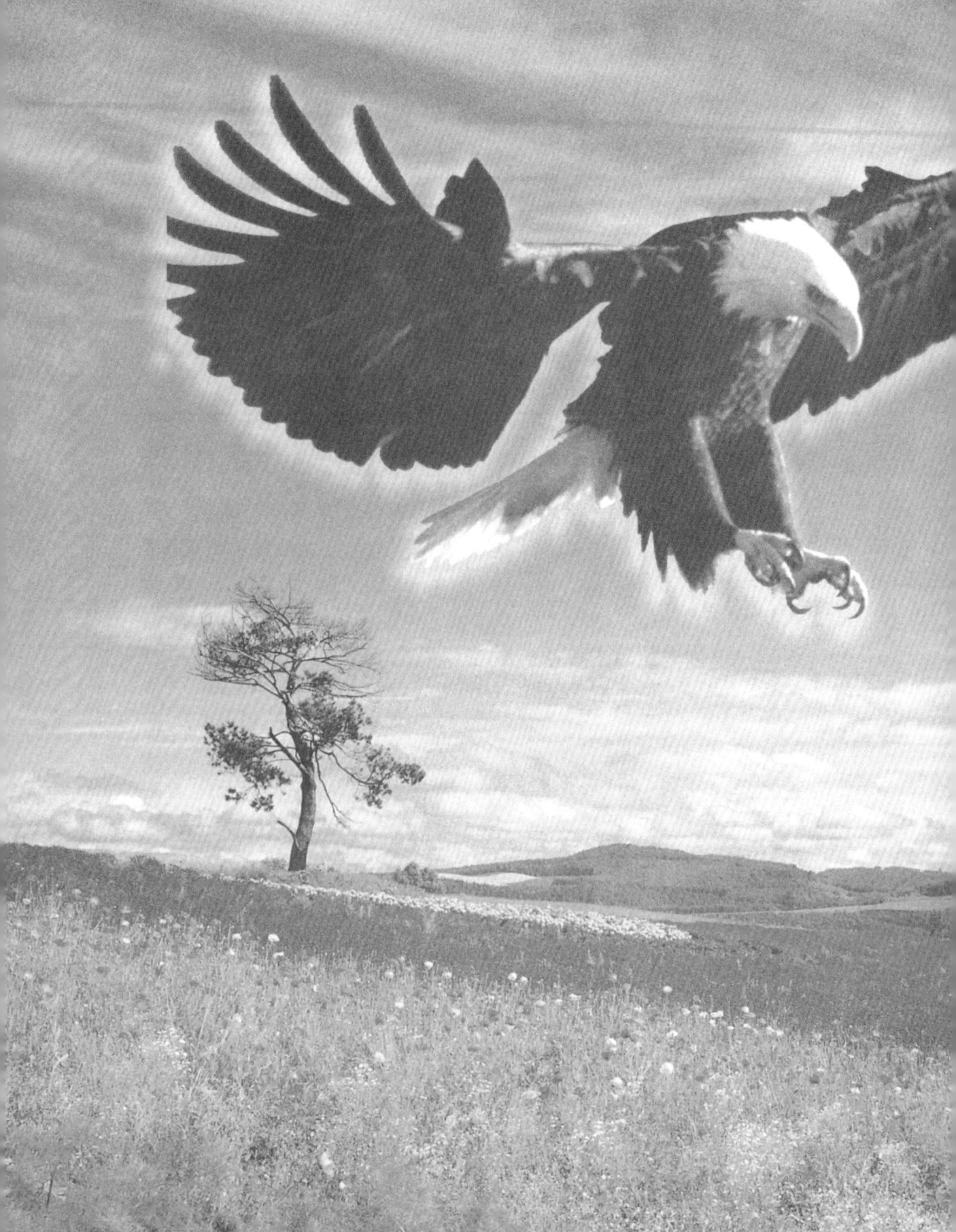

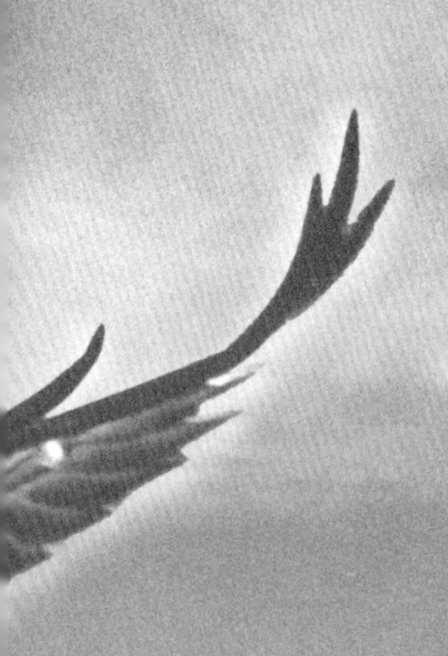